姜　辉　唐文豪　主编

让爱更长久

Let Love Continue

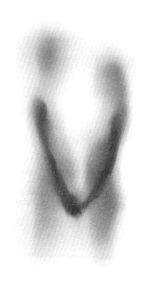

CNS　K 湖南科学技术出版社

图书在版编目（CIP）数据

让爱更长久／姜辉，唐文豪主编．—长沙：湖南科学技术出版社，2016.10

（超级医生系列）

ISBN 978-7-5357-9112-2

Ⅰ．①让… Ⅱ．①姜… ②唐 Ⅲ．①男性—保健—基本知识 Ⅳ．① R161

中国版本图书馆 CIP 数据核字（2016）第 245590 号

Rang Ai Geng Changjiu

让 爱 更 长 久

主　　编：姜　辉　唐文豪
副 主 编：洪　锴　赵连明　林浩成
　　　　　刘德风　毛加明　杨宇卓
策　　划：陈　刚
责任编辑：何　苗　黄柯华
责任美编：殷　健
特约编辑：蔡　欣　尹丽颖
插　　图：黄　樹
版式设计：张乾坤
封面设计：程　跃
出版发行：湖南科学技术出版社
社　　址：长沙市湘雅路 276 号
　　　　　http://www.hnstp.com
邮购联系：本社直销科　0731-84375808
印　　刷：北京博艺印刷包装有限公司
厂　　址：北京市通州区马驹桥镇房辛店村 288 号
邮　　编：101102
出版日期：2016 年 10 月第 1 版第 1 次
开　　本：880 mm×1230 mm　1/32
印　　张：7
书　　号：ISBN 978-7-5357-9112-2
定　　价：39.80 元

《让爱更长久》编委会

主　编：

姜　辉　北京大学第三医院男科

唐文豪　北京大学第三医院男科

副主编：

洪　锴　北京大学第三医院男科

赵连明　北京大学第三医院男科

林浩成　北京大学第三医院男科

刘德风　北京大学第三医院男科

毛加明　北京大学第三医院男科

杨宇卓　北京大学第三医院男科

主编助理：

张海涛 北京大学第三医院男科

吴　寒 北京大学第三医院男科

编委会（按姓氏笔画排序）

丁　波 山东省日照市人民医院泌尿外科

万　子 中山大学附属第一医院泌尿外科

万　峰 武汉市中心医院泌尿外科

王叶庭 内蒙古自治区妇幼保健院

王岩斌 新疆医科大学附属中医医院男科

王　勇 聊城市第二人民医院生殖医学科

王　彬 北京中医药大学东直门医院男科

王鲁东 安顺市人民医院生殖男科

王慧禹 北京市海淀区妇幼保健院

王璟琦 山西医科大学第一医院

刘凯峰 江苏省苏北人民医院男科

刘　晃 广东省计划生育科学技术研究所

刘　毅 山东省日照市人民医院泌尿外科

关立军 邢台不孕不育专科医院男科

许剑锋 国家人口计生委科学技术研究所

孙　洁 浙江省中医院泌尿外科

孙鹏浩　吉林大学第一医院男科

苏　磊　山东省日照市人民医院泌尿外科

杜　强　中国医科大学附属盛京医院生殖中心

李　朋　上海交通大学附属第一人民医院男科

李　勋　河南省中医院生殖男科

李　森　华中科技大学附属协和医院泌尿外科

杨　林　西安交通大学医学院第一附属医院泌尿外科

杨　雄　华中科技大学附属协和医院泌尿外科

杨镒鈤　四川大学华西第二医院生殖中心

肖　飞　清华大学附属北京市垂杨柳医院男科

宋世德　山东省日照市人民医院泌尿外科

张亚东　中山大学附属第一医院泌尿外科

张　星　江苏省扬州市中医院

张洪亮　北京大学第三医院男科

张　哲　北京大学第三医院男科

张培海　四川省中西医结合医院

陈　亮　北京大学第一医院生殖中心男科

陈润强　广州医科大学附属六院—清远人民医院男科

武志刚　温州医科大学附属第一医院泌尿外科

郁　超　上海中医药大学附属龙华医院外一科

岳明宗　山东省日照市人民医院泌尿外科

周　雨　广东省计划生育科学技术研究所

周善杰　北京大学国际医院生殖医学中心

赵　勇　海军总医院生殖医学中心男科

赵家有　中国中医科学院研究生院

赵铭佳　唐山市妇幼保健院生殖遗传科

柯明辉　中日友好医院男科

柳建明　广州市第一人民医院男科

耿　强　天津中医药大学第一附属医院男科

聂　欢　武汉科技大学附属普仁医院

聂洪川　中信湘雅生殖与遗传专科医院

桂士良　佳木斯大学附属第一医院泌尿外科

党　进　北京中医药大学东直门医院男科

翁治委　广州中医药大学第一附属医院生殖医学科

高　明　西北妇女儿童医院生殖中心男科

郭树林　赣州市人民医院男科

董永生　邯郸市妇幼保健院男科

滕兆礼　山东省日照市人民医院泌尿外科

随着生活节奏的加快，人们来自各方面压力的增大，早泄现象也越来越多的出现在男性群体中，困扰着很多男性朋友，甚至影响到家庭和谐，逐渐受到整个社会的广泛关注。

早泄俗称"快男"，为男性性功能障碍中射精障碍的一种疾病，大约30%的男性在其一生中的某一阶段会发生早泄，是最常见的男性性功能障碍。早泄指总是或几乎总是发生在插入阴道以前或插入阴道的2分钟以内发生射精，完全或几乎完全缺乏控制射精的能力，并造成自身的不良后果：如苦恼、忧虑、挫折感和回避性亲热等。简单地说，早泄就是性生活中男性不能控制的过早射精，双方或其中一方无法得到性高潮或性满足。

目前，受中国传统文化影响，人们谈起早泄，大多羞于启齿，对早泄的正确认识存在很多误区，很多老百姓更相信刊登在报纸边角或贴在电线杆上的小广告，胡吃药、瞎治疗，造成了很多悲剧；有的患者未经专科医生诊断，治疗不正规，医生也没有把药物不良反应及时、准确、全面地告诉患者。因此，专业男科医生应责无旁贷地向广大群众宣传、普及早泄的基本知识。

《让爱更长久》以生动易懂的文笔及幽默轻松的风格，引入大量实例，用百姓常用的语言回答了有关早泄的知识、误区、诊断（自我诊断）及治疗的相关问题，更通俗易懂。《让爱更长久》是一本普及早泄知识的科普书，它不是教科书，也代替不了男科专科医生的诊断与治疗，但它能够起到抛砖引玉的作用，促使患者、家属正确、科学地认识早泄，选择合适的治疗方式。这本科普书的读者对象是具有初中以上文化水平的广大患者、家属，以及此类科普书籍的爱好者。希望读者在阅读本书后能对早泄这种疾病有个初步、正确、科学的了解；知道如何正确对待这种疾病，何时就医、如何就医；帮助患者提高生活质量、走出困境，愉快生活、健康工作，促进家庭和睦及社会和谐，为提高我国人民的身心健康水平和生活质量作出更大的贡献。

北京大学第三医院男科

2016 年 10 月

序

　　早在 2000 多年前，孔子在《礼记》里就说"饮食男女，人之大欲存焉"，这说明了饮食和性生活是人类生存最根本的两件事情。先秦诸子中的告子也说"食色性也"，这都说明了和谐的性生活，对于促进人体心理和身体健康，对于和谐的家庭关系和社会关系都有重要作用。

　　早泄是最常见的性功能障碍，75% 的男性一生中会出现过早泄，大样本研究表明早泄的发病率是 14% ～ 41%，一项网络调查结果表明早泄患病率为 22.7%，其中美国为 24.0%，德国为 20.3%。

　　和谐性生活如此重要，早泄如此普遍，但目前为止，国内还没有一本针对早泄的科普读物使人们能够了解早泄，从而克服早泄的困扰，实现和谐的性生活。因此，中国性学会、中华医学会男科学分会及北京大学第三医院男科组织了国内早泄领域的权威专家和业务骨干撰写了《让爱更长久》一书。

《让爱更长久》是国内第一本针对早泄的科普书籍，具有科学性、科普性、全面性和实用性等特点。该书由国内早泄领域内的权威专家和一线业务骨干撰写，参考国内外专业资料，保证了科学性；采用通俗易懂的语言，图文并茂，从而保证了科普性；该书详细论述了什么是早泄、如何诊断早泄、早泄都有那些种类和早泄如何治疗等各个方面，内容比较全面；该书重视实用性，包括内含的早泄量表等，非常适合读者应用，从而使自己的性生活更加和谐美满。

《让爱更长久》的主要读者对象是成年男性，希望成为男人的"葵花宝典"，帮助男人实现满意的性生活；同时，成年女性也是该书的重要对象，因为女性不仅是和谐性生活的受益者，而且也是治疗男性性功能障碍最好的辅助者，女性的配合对实现和谐性生活非常重要。

《让爱更长久》的出版离不开参加编写的各位专家以及相关工作人员的辛勤劳动，谨在此表示真挚的感谢。

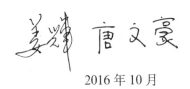

2016 年 10 月

目录 CONTENTS

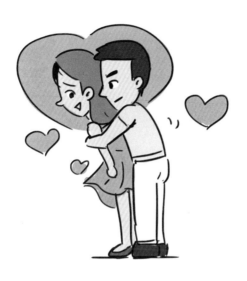

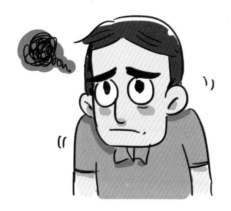

怎样判断自己是不是"快男"？

——教你如何使用早泄诊断量表

"早泄"的发病率要高于"阳痿"，是困扰男性的一个大问题。早泄是指阴茎插入阴道后，在女性尚未达到性高潮，而男性的性交时间短于2分钟，就提早射精而出现的性交不和谐的情况。而"射精过快"这个时间定义很难下，就性交时射精时间的长短来说，个体差异很大，即使是同一个人，每次射精时间也不一定都相同，所以早泄的诊断相比于"阳痿"（勃起功能障碍）困难，特别是患者不知如何进行自我判断。

很多男性感觉自己"早泄"了，却又不好意思去看医生，那到底自己是真的患上了早泄还是自己要求太高？有没有一种正确判断早泄的方法呢？

目前，"阴道内射精潜伏期"是诊断早泄的专业指标，但是它比较专业，不适宜普通人用来诊断。此外，通过问卷形式来帮助诊断早泄也是常用的一种方法，因为问卷的方法简便易行，所以可以用作自我筛查。那么，怎样通过诊断量表来评价自己的性交时间是否正常呢？

诊断量表的使用是在已有规律的性生活为前提下进行，而且最好是有固定的性伴侣，如果近半年性生活不规律，或者没有固定的性伴侣和安全、私密的性交场合，那么量表的准确性就会受到质疑。比如，有人仅仅和伴侣发生过一次性关系而感觉射精较快，这个肯定是不能诊断为早泄的，还有人根据手淫来判断是否患了早泄也是不正确的。

国际上常用的早泄诊断量表有："早泄诊断工具量表""阿拉伯早泄指数""早泄谱""早泄指数"等。那么，哪一种才是更加适合我们中国男性的早泄诊断量表呢？经过中国男科学专家的努力，目前已制定了一套更加适合国人的"中国人早泄诊断量表"，如下表所示：

表1 中国人早泄诊断量表

1 性交时想延迟射精有多大困难?	没有 ☐ 0	有点 ☐ 1	中等 ☐ 2	非常 ☐ 3	完全不行 ☐ 4
2 射精发生在想射精前的概率有多大?	没有 ☐ 0	不经常 ☐ 1	约五成 ☐ 2	多数 ☐ 3	总是 ☐ 4
3 是否受到很小的刺激就会射精?	没有 ☐ 0	不经常 ☐ 1	约五成 ☐ 2	多数 ☐ 3	总是 ☐ 4
4 是否对过早射精感到沮丧?	没有 ☐ 0	有点 ☐ 1	一般 ☐ 2	很困扰 ☐ 3	非常 ☐ 4
5 是否担心您的射精时间会让配偶不满?	没有 ☐ 0	有点 ☐ 1	一般 ☐ 2	很关心 ☐ 3	非常 ☐ 4

读者可以根据自己半年内的性生活情况,阅读以上5个问题并选出最符合自己的一个选项,相应的分值相加为总得分。

如果总得分≥11,表示存在早泄问题(射精控制功能障碍);总分在9~10之间,表示可能存在早泄问题,如果总分≤8,不存在早泄问题。

如果你的总分在9分以上,建议你到正规医院的泌尿外科或者男科门诊做进一步诊断治疗;如果总分在8分或以下,那么恭喜你:你不是"快男"!

当然,不是说你得分在9分以上就肯定患了早泄,量表只是一个筛查的工具,专科医生还需要结合"阴道内射精时间""情绪指数"等来作出综合评估和诊断。

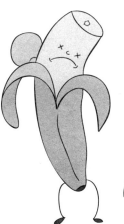

第一章

『快』男的苦恼

——早泄的危害、误区

1-1 早泄曾是自然生存的法则

——从生物进化谈早泄

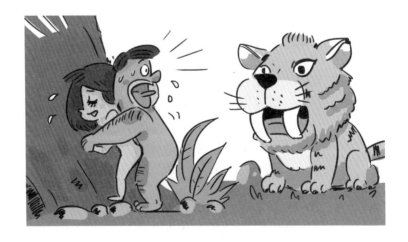

早泄是大多数男人比较避讳的一个话题，心理总会有一个声音：我行吗？我不行！我可以，但是我无能为力。然而现实生活中，还会有另一个声音：你真没用！我还没感觉，你就缴枪了！这些声音往往会伴随着心理和生理的压力，或许男人在一生中至少有一次早泄，那么恭喜你，你还算正常，如果经常早泄，这是病，得治才行！

"什么是早泄"这个话题，看似平常，但是男人不可不注意，而女人也不能忽视这一话题。

早泄为男性性功能障碍中射精障碍的一种疾病，是男性最常见的性功能障碍，大约30%的男性在其一生中的某一阶段会发生早泄。早泄指总是或几乎总是发生在插入阴道以前或插入阴道的2分钟以内发生射精，完全或几乎完全缺乏控制射精的能力，并造成自身的不良后果，如苦恼、忧虑、挫折感和回避性亲热等。简单地说，早泄就是性生活中男性不能控制的过早射精，双方或其中一方无法得到性高潮或性满足。然而从生物进化方面来看，早泄似乎有其一定的意义。

首先，在史前社会，我们的早期祖先生产力低下，生存环境恶劣，性交的唯一目的或者说最被看重的目的即是生殖，而在广袤的草原和森林中，性交是极其危险的。因为在性交时几乎是处在没有任何防御的状态，有来自天敌、同伴、对手的虎视眈眈，所以尽快地完成性交达到射精的目的是一种最安全的行为选择，尽可能快速地射精既能够完成繁衍后代的任务，又能减少暴露危险的时间，全身而退。

其次，依据雌雄个体体型比例，专家们推算出人类早期可能的雄雌配偶比约为1.2：2，一般男性往往同时占有数个女性配偶，这一点从我们的近亲大猩猩等灵长类动物就能看出。而众所周知，性交是需要耗能的，而快速射精往往是最节约能量的行为，在短暂的发情期间同时与多名配偶交配留下后代种子，尽早射精也是高效、节能、合理的生物学选择。

所以说在人类早期，早泄其实是作为一种遗传优势性状被保留下来的，早泄的个体是有一定竞争优势的，或者说我们大多数人可能是早泄者的后代，那些性交长时间不射的个体可能因为各种危险暴露、耗能而其基因没有被遗传下来。

到了古代封建社会，由于男尊女卑的文化，虽然那时性交的愉悦功能已经逐渐和生殖的目的分离，但是由于男性是社会的主体文化控制者，女性的地位很低，加之宗教文化对男性主体世界观的宣传，节欲守贞、三从四德等对于妇女的影响，所以，因为早泄而无法令女性达到高潮并没有引起重视。直至到了近现代以后，男女的地位逐渐平等，妇女的地位越来越提高，对性生活质量的要求也越来越高，而性交时间无疑是性生活质量中重要的一环，所以早泄的诊治也越来越成为困扰男性的一大难言之隐。

综上所述，早泄这一男性生物学中的性特点，随着进化被赋予优劣不同的意义，在早期生产力低下时期，从生物进化角度来看，早泄这一遗传优势被进化保留。现在随着妇女地位的逐渐提高，从文化进化的角度来看又被当做是一缺点或疾病被诊治，和现代的减肥一样，随着女性地位和性开放程度的不断提高，相信以后早泄的定义还将逐渐变化。男人，你们准备好了吗?

1-2 小撸怡情，大撸伤身，强撸灰飞烟灭

——手淫与早泄的关系

我们说了在人类早期早泄是一个生存法则，在现代社会早泄的出现，那肯定不是生存法则了。其实，男人女人都有生理需求，而男人这个生物欲望会更强烈一些，总想性交的时候时间长一点。单身的时候，大部分男人都有手淫的习惯，手淫到底是不是一个坏习惯？手淫是否会导致早泄？100%的男性朋友都很关心这个问题。在很多人的潜意识里，已经将手淫与阳痿早泄画上了等号，觉得一旦手淫就会导致早泄，对手淫常常是既爱又恨，很是纠结。那实际情况是否如此呢？

　　从根本来说，手淫是一种很自然的生理现象，它在某种程度上可以帮助男性缓解压力，调节自身，但人们对手淫还是有诸多误解。门诊时会遇到很多怀疑自己早泄的男性朋友，他们共同的特点是过去都有过手淫的历史，结婚之后虽有了正常的性生活，但总觉得自己的性爱表现不好，嫌弃自己射精过快，并主观地认为是自己手淫造成的，即使有些患者手淫的频率还不到一周一次。

　　理论上说，在没有结婚的人群中，一周两三次手淫是很正常的频率，应该不会导致早泄，这就同已经结婚的人一周两三次性生活是一样的。但社会上很多人对于手淫有很大的误解，这种误解反而促使一些有手淫经历的男性出现射精过早的现象。男性在手淫时常常害怕被家人或者朋友发现，因此常常会加速"性反应过程"，可能不到一分钟就能让自己完全释放，久而久之，这种习惯就会变成固定模式，在日后的夫妻生活中显现出来。

　　可见，手淫并不是导致射精过早的"元凶"。而对手淫行为的恐惧，才是让一些人不能坦然面对自己的习惯，导致与伴侣性爱不协调的原因。要正确认识手淫，并不是说手淫"无罪"，男性朋友就可以肆无忌惮地手淫，因为过度手淫也有可能会引起早泄。

（1）过度手淫导致阴部充血引起早泄：过度手淫，会带来阴部充血、生殖器官以及前列腺和精囊腺的充血更强烈，都可能诱发生殖系统的炎症。尤其是连续多次射精，会造成盆腔肌群劳损，能控制的压力变小，从而导致快速射精。

（2）手淫导致射精阈值的降低引起早泄：由于长期过度手淫，导致射精阈值的降低，真正开始性生活时就很容易造成早泄。这也是一种条件反射的形成，就如同在给狗喂食的同时摇铃，时间长了即使不喂食，单纯摇铃也能让狗流哈喇子。一样的道理，长期摩擦阴茎产生快感导致最后射精，时间久了，一摩擦阴茎就会有射精的感觉，控制不住很快就射了。（射精阈值是指释放一个射精行为反应所需要的最小刺激强度。）

网上有句流行语"小撸怡情，大撸伤身，强撸灰飞烟灭"就是这个道理。

1-3 以酒助性并没有这么简单

——酒激起了欲望，但会使行动化为泡影

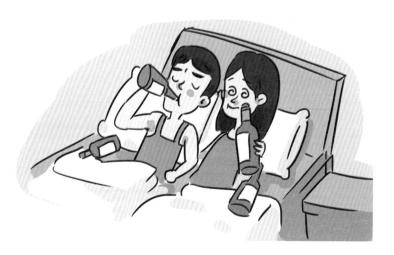

　　套用鲁迅先生的一句话"世上本没有那么多共识，传的人多了，也便成了共识"。生活中有许多认识、说法和观念是你传给我，我传给你的，时间一久，就成了"共识"。后人便以为，"共识"肯定是对的，很少有人去推敲这些"共识"到底有没有科学依据。关于喝酒助性这个"共识"，是很值得推敲的。

　　现如今，喜欢喝酒的男人越来越多，酒量也越来越大，甚至很多女性也毫不逊色，认为饮酒是社会交往所必需的。对于男女"性事"，很多人认为喝点小酒助性也是必不可少的。你是否曾经豪饮之后与伴侣云雨，感觉特别好？或久别重逢喝点小酒之后能超常发挥？或面对心仪的女人胆怯不敢表白，借着喝点酒之后酒壮英雄胆终于表白成功？或曾经因为各种原因的阳痿、早泄四处求医才得到药酒的良方并从中"受益"？这一切经历似乎都能说明，酒精是性事的催化剂，能够增加阴茎勃起硬度和性交时间，有助于治疗阳痿、早泄，帮助你得到一时的满足。但你是否也注意到了在大量饮酒之后进行房事身体会更加虚弱，甚至于次日再行房事时会更加无能为力，或长期饮酒后性欲次数明显减少，勃起功能不比从前，而你已变得无酒不餐只能借酒浇愁？

　　饮酒是否真的有助于治疗阳痿、早泄？有学者已经通过实验发现，大鼠长期饮酒后会导致血浆睾酮含量降低，阴茎组织中胆碱乙酰转移酶、一氧化氮合成酶活性降低，阴茎海绵体平滑肌细胞减少，逐渐出现勃起功能障碍。同样，男科学者们经过长期的研究证明，人类饮酒后身体的变化同动物类似，不仅雄激素水平下降直接或间接影响了勃起功能，肝脏灭活雌激素的功能降低导致了体内雌激素水平的提高，从另一方面也影响了阴茎勃起。正如英国文学家莎士比亚所言："酒激起了欲望，但也使行动化为泡影"，过多的酒精摄入，会引起人体一系列不良反应，导致性能力的衰退，酒能"助性"亦能"败性"说的就是这个道理。

　　酒精对于人体的伤害远远不止于此，饮酒之后的朦胧期和兴奋期，会使大脑皮质受到酒精的麻痹，降低对性行为的抑制作用。此时阴茎较平时坚硬而且感觉减退，性行为会较为粗暴和放荡，导致阴茎外伤和女性阴唇撕裂、阴道宫颈损伤的可能明显增加，甚至因女方对满身酒气的厌恶、缺乏前奏的反感表现出不配合而引起性行为不愉快，甚至是家暴，所以说饮酒既伤身还容易伤害夫妻感情。

　　长期饮酒还容易导致睾丸萎缩，使体内激素水平紊乱，同时也会直接或间接损害精子的质量，导致精子畸形率增加，女方饮酒或酒精饮料之后会导致卵巢功能障碍，影响正常排卵，如果正值妊娠期则很有可能生出患"胎儿酒精综合征"的患儿，酗酒孕妇生出问题婴儿的概率可达 30%～50%。需要强调的是，并不存在安全酒精摄入量，也就是说最安全的酒精摄入量就是零酒精摄入量，包含任何含有酒精的饮料。饮酒的一时痛快转瞬即逝，而在生育方面却埋下了祸端，不仅可造成生育困难，同时危害酒精综合征胎儿的一生。所以，生育期夫妇请"口下留情"，一定要从源头上避免贻害后代。

对于伴有某些疾病的男性，以酒"助性"，更如同饮鸩止渴。大多数"好酒之徒"知道服用头孢类药物后不能饮酒，否则可能出现"双硫仑样反应"，轻则面部潮红、心悸、出汗，重则呼吸困难、休克、死亡，因此"谈酒色变"。但对于饮酒后服用降压药、降糖药、安眠药等的危害却因知之甚少而从无顾忌，或即使耳闻也心存侥幸，以致付出生命的代价。1977 年 12 月，卓别林在酒会上畅饮之后口服安眠药，当晚便长眠不醒，就源于酒精和安眠药都有较强的大脑抑制作用，同时服用后可产生中毒反应。有些人在饮酒后服用降压药物或者西地那非片等"助性"药物时发生意外，是因为酒精可增加这两类药物的扩张血管作用，导致血液在机体重新分布，发生猝死的可能性增加。对于糖尿病患者少量饮酒有助于控制血糖，但空腹饮酒或者大量饮酒之后很容易诱发低血糖症状，导致头晕、恶心、昏迷，甚至是死亡。对于饮酒后发生的意外情况，绝不能停留在"喝酒不开车、开车不喝酒"的交通安全意识方面，一定要认识到酒精不仅是酒，同时也是"药"，有时甚至是"毒药"。中医认为酒后行房耗气伤精，借酒壮阳来增加性能力的方式并不可取，稍不注意就可能付出惨痛的代价。

说到底喝酒助兴是中国人的传统习惯，家人、朋友聚会时喝点小酒是必不可少的，最主要是要把握好度，"爱爱"时更是如此。只有那些含量较少的酒精饮料或者低度的酒才会对缓解早泄有一些效果。通过饮酒控制早泄不能算是一个好办法，只能说是一个可以作为尝试的手段。要助性不妨采取喝咖啡或茶饮的方式来改善血管功能、调节神经兴奋，适当的进行体育锻炼增强体质，增加夫妻间的沟通，促进家庭和睦，通过更加安全、有效的方法来保持雄风常驻！

1-4 "短小精快"?

——阴茎"短小"就会早泄吗?

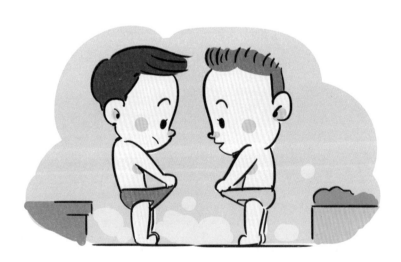

你会偷偷对比阴茎长度吗?

很多男性总觉得是自己阴茎"短小"造成了早泄和女方性生活不满意。这种错误想法使许多男性产生自卑心理,在朋友面前从不谈论性生活,在妻子面前抬不起头,因为这种心理负担导致日常的性生活也是草草收场,性生活出现不和谐,进而出现性心理疾病,甚至导致勃起功能障碍以及不育的发生,更有甚者出现夫妻感情不和,婚姻破裂等问题。那么什么是阴茎短小? 阴茎短小真的就会早泄吗?

先说说什么是阴茎短小和早泄。阴茎短小是指阴茎外观正常,长度与直径比值正常,但阴茎体的长度小于正常阴茎长度平均值 2.5 个标准差以上。我国成年男性阴茎在静态下平均长度 5 ~ 6 厘米,勃起长度平均 11 ~ 13 厘米(相当于牵拉长度)。当成人阴茎静态长度 < 4 厘米,有效勃起长度 < 9.5 厘米时即为阴茎短小。而早泄是一种男性性功能障碍疾病,它表现为:总是或几乎总是在插入阴道前或插入阴道后 2 分钟之内射精,以及令人苦恼的、显著缩短的射精延迟时间,常常少于 2 分钟或更少。

从二者的定义上我们不难看出,大部分男性并非阴茎短小,"阴茎短小"只是一种错误的自我评估。我们自认为的早泄其实也并非临床定义的早泄,可能只是单纯的射精快,所以完全没必要为此担忧,只要增加夫妻性生活相互配合的默契度，提高性生活技巧，加强锻炼，性能力就能得到有效改善。

我们再来看看早泄的原因：目前多数专家认为早泄的主要原因是精神心理因素（不明原因的性焦虑；第一次性行为；女方拒绝接受性生活，对性生活不感兴趣，不兴奋致使男方压力增加并勉强进行性行为；对早泄的错误理解；性技巧、性经验缺乏；长期频繁的手淫史等），只有极少数早泄是因为器质性疾病因素所导致的。所以早泄与阴茎大小、长度关系不大，许多国内外研究均显示，大部分阴茎短小的患者，其性行为是正常的。

因为女性阴道壁及会阴皮肤遍布传递性冲动的敏感神经，只要有适度的刺激即可，阴茎大小对这些神经来说并不十分重要，所以阴茎偏小一般不影响性生活。此外阴茎短小需要专业的男科及泌尿外科医生进行全面的体格检查，及详尽的辅助检查才能确诊，我们自己不能妄下论断。所以怀疑自己阴茎短小的男性最好到正规医院就诊，寻求专业医护人员的帮助。

综上所述，阴茎短小和早泄并无直接关系，所以男性在性爱的时候，应该放下思想包袱，纵情享受性爱的乐趣，让爱更长久。

1-5 不以一次成败论英雄

——不要随意扣上早泄的帽子

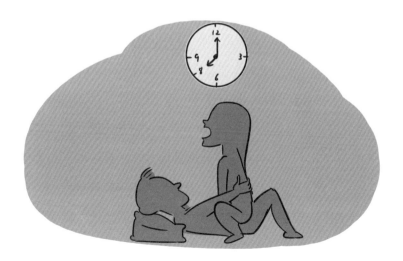

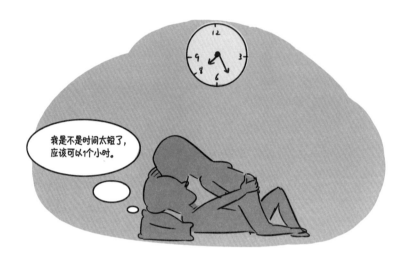

　　在门诊经常遇到一些紧张兮兮的患者，一进诊室就问："大夫，我早泄，怎么办呢？"

　　每当我看到这些患者，心里都想笑，然后就回答患者："您好，请问您是如何诊断早泄的？"得到的回答是五花八门的。有的人说："每次跟我女朋友在一起，最多坚持 20 分钟，我有的哥们能坚持 1 个小时，我这不叫早泄吗？"还有的人说："我这两年一直在外地工作，只有过年的时候才能回一次家，就这么一次久别的甜蜜时光我都把握不好。每次跟我老婆在一起"爱爱"的时间都不超过 1 分钟，是很明显的早泄吧？"

　　针对以上患者的自我诊断，我告诉大家，这些想法都是错误的。早泄是射精造成的性功能障碍，指总是或几乎总是发生在插入阴道以前或插入阴道的 2 分钟以内,完全或几乎完全缺乏控制射精的能力,并造成自身的不良后果,如苦恼、忧虑、挫折感和回避性亲热。

并且诊断早泄前,患者必须保持有 3 个月以上规律的性生活。此外,女方满意度也很重要。过去人们普遍接受在不足 2 分钟内射精者为早泄。一般来说,70% 的男性从阴茎插入阴道直至完成射精的时间在 7 ~ 13 分钟,很少有男性能持续几十分钟。有些男性虽然从实质性爱开始到射精,可能也就两三分钟的时间,但他和伴侣都能获得满足,自身没有苦恼、忧虑等情况,这样的人只是"早射",不能算是早泄。而且我还告诉大家,如果一次性生活超过 30 分钟,还有损伤身体的可能。话说回来了,关键看性生活质量,看硬度。

我总结了一下,以下情况不算早泄:

(1)蜜月期间或者约会时候的秒射;

(2)没有规律的性生活;

(3)自慰射精快;

(4)第一次早射,可第二次或者第三次就比较长;

(5)虽然快,但是双方都没有不适;

(6)以前 30 分钟,现在 15 分钟。

其实在临床上，有许多情况不是早泄，但有人期望通过药物来改善，希望增加男性征服欲和女性的满意度，这也是允许的。

总而言之，千万不要给自己随便扣上"早泄"的帽子。不然，帽子戴久了，您还真可能出现"真早泄"。

1-6 "掀起你的盖头来"

——漫谈包皮过长与早泄

包皮过长与早泄的关系的确有些复杂，医学界对早泄是否与包皮过长存在着因果联系的争论，一直未停止过。在临床工作中，我们经常发现很多男性包皮过长同时有早泄症状，另外也发现许多包皮较长的朋友，并没有早泄症状。也有很多早泄并有包皮过长的患者即使做过包皮切除手术后，早泄症状并未得到明显改善。

究其原因，均与早泄的复杂病因有关。过去科学家认为，早泄可能与龟头敏感度过高、神经系统内射精中枢的神经反射网络的改变，以及合并有勃起功能障碍或者前列腺炎和不良的精神因素如紧张、焦虑不安、自信心不足等因素有关，以上病因均缺乏大规模的循证医学证明。早泄病因较为复杂，有心理性的，也有器质性的，从而导致了在早泄治疗问题上，治疗手段上存在着多样性和复杂性，很难采用单一疗法控制病情，如性感集中训练的心理或行为治疗、药物治疗、手术治疗等疗效也非常有限，所以需要多种手段综合治疗。

众所周知，男性性反射过程是感受器受到刺激后的冲动通过传入神经即阴茎背神经、阴部神经、骶神经等将痛、温、触觉信息传递到脊髓及大脑射精中枢，再通过传出神经作用于球海绵体肌、坐骨海绵体肌等效应器而诱发射精。反射所需时间（阴道内射精潜伏期）就是阴茎局部性刺激的阈值，性生活时阴茎局部性刺激需要积累达到一定的阈值时，才能够诱发射精。

阴茎龟头过度敏感、射精中枢神经突触间隙内 5- 羟色胺（5- 羟色胺又名血清素，广泛存在于哺乳动物组织中，特别在大脑皮质及神经突触内含量很高，它也是一种抑制性神经递质）浓度的降低等是早泄的器质性因素。目前针对器质性因素有多种治疗方法，如作用于中枢部位的最新抗抑郁药盐酸达泊西汀片（必利劲）和作用于局部的局麻药物复方利多卡因乳膏等均取得一定疗效。阴茎的性感受器主要集中在富含神经末梢的部位，如包皮、包皮系带及阴茎头、冠状沟处。阴茎局部敏感性增高时，性刺激的阈值降低，射精潜伏时间就会缩短，因此，阴茎龟头处局部敏感性过高可能是早泄的一个重要因素。

通过降低阴茎龟头局部的敏感性以延长射精潜伏时间，从理论上讲，治疗早泄是可行的。包茎或包皮过长的患者，其龟头长期处于包皮的保护之下，对外界刺激较为敏感，特别是性刺激充血状态下，敏感性可能进一步增高。通过包皮环切术，可去除阴茎上部分性感受器，去除了部分阴茎血管、神经末梢和感觉组织，对降低局部敏感度是有益的。同时，随着时间推移，龟头与内裤反复摩擦刺激，敏感性逐渐下降，性兴奋阈值逐渐升高，延长了射精潜伏期。对伴有包茎或包皮过长的早泄患者，特别是对于心理或行为、药物治疗效果欠佳的早泄患者，施行包皮环切术，可能是一种较好选择。

总之，目前认为包皮过长可能为早泄发生的间接或直接原因之一，具体深层次的机制还需要继续钻研与探索。

1-7 早泄的 8 大误区
——对早泄认识的常见误区

"早泄"是男性性功能障碍中最常见的表现形式之一，常常会导致伴侣双方产生不愉快的性经历。大约有三分之一的男子曾经或者正在遭受早泄的困扰，甚至毫不过分地说每个男子在其一生中的某个时期都可能受到早泄的影响。同时，早泄可以引起情绪焦虑，而焦虑反过来使早泄越加严重。早泄最大的危害是伤害夫妻情感并且打击男性的自信心和自尊心，是夫妻生活不和谐的导火索。据不完全统计，85% 的离婚是因为夫妻生活的不和谐，这中间男性早泄占了很大的比例。然而，在众多患者中真正了解早泄的人少之又少，人们对于早泄的认识都存在很大误区。虽然都是一些小问题，但也要多加注意，以免小问题发展成大问题。

误区一：通过自慰持续时间来判断早泄。

在男科门诊中，经常会有一些年轻人因为"射精快"来就诊。经过问诊后才发现，他们对射精快慢的判断，仅来源于自慰时的持续时间。由于射精时间受生理、心理及环境等多方面因素影响，性生活和自慰有很大差别，后者不能替代前者，也不能完全反映男性真实的性能力。而且，手淫的方式也是千差万别。所以，自慰持续时间是不能作为判断标准的。在不了解手淫方式的情况下，作出正确判断是比较困难的。

首先，通常情况下，男性自慰和性生活的心理状态是截然不同的。性生活是男女双方性爱的正常表达方式，而自慰则是个人为性满足而采取的一种方法。正常性生活时，男女双方往往是比较放松的，所以男性射精前保持的时间自然较长。而自慰时，男性通常只是为了享受快感，对过程关注不够，甚至可能刻意省略。再加上很多人在自慰时都是偷偷进行且急于结束，久而久之就会养成射精快的习惯。

其次，性生活和自慰对阴茎的刺激方式和强度不同。性生活是阴茎和阴道的摩擦刺激，较为柔和润滑。自慰对阴茎的刺激强度比较高，性感受更为强烈，射精时间自然会比正常性生活要快。大多数早泄研究人员采用阴道内射精潜伏时间作为主要客观参考标准，潜伏时间短于 2 分钟在临床试验中作为早泄的诊断标准正在被越来越多地使用。次要主观参考标准已经集中在患者与伴侣对性交满意的程度上，患者对主动控制射精的评价，以及其对性自信心变化的影响。国外曾有专家对一组性功能正常的男性做过调查，发现该组男性在正常性生活时，射精时间平均达 8.25 分钟；而在相同环境下，其自慰时射精时间平均只有 4.89 分钟。综上所述，这种通过自慰持续时间来判断是否存在早泄是非常不科学的。

误区二：早泄与手淫和前列腺炎关系密切。

受许多不规范医院错误宣传的影响，手淫或前列腺问题会导致早泄的这种认识是相当普遍的。同时，国内有一些关于手淫和前列腺炎引起早泄的报道和科普介绍，其中一些缺乏科学依据，容易使患者产生误解，误以为只要将手淫戒除，早泄自然就会消失。但截至目前，国内研究还未证实手淫与早泄间存在明显关系。但近年来国外有研究证实，慢性前列腺炎患者发生早泄的风险高于正常人，而且病情越严重，出现早泄的几率越高。说明慢性前列腺炎与早泄之间存在一定的相关性。

误区三：饮酒是一种控制早泄的好办法。

简单来讲，男性的射精活动是由于交感神经兴奋引起的。人的情绪变化在很大程度上可以影响交感神经的活动，进而也会影响到人体的射精活动。酒和含酒精的饮料作为一类比较特殊的物质，通常能起到减弱和抑制神经的作用，能解除或缓解压抑和紧张感，以此来延缓射精时间，改善早泄症状。因此，有人建议早泄患者通过少量饮酒来达到延长射精时间的目的。

掌握饮酒量的"尺度"至关重要，适量饮酒有助于早泄的治疗，而饮酒过量则会严重影响阴茎勃起，导致不能顺利开始性生活，更谈不上改善射精时间，反而会使性功能恶化。再者，长期借助饮酒来治疗早泄，会使人体对酒精产生依赖，时间久了会养成嗜酒的恶习，破坏身体健康，严重时还会使婚姻和家庭受到影响。此外，通过少量饮酒来达到延长射精时间的这种方式也不是对每个人都有用，或许只能对一部分人有一些效果。因此，通过饮酒控制早泄不能算是一个好办法，只能说是一个可以作为尝试的手段。

误区四：成人用品店里的麻醉凝胶等局部外用的喷剂或涂抹剂可以很好地控制早泄。

首先需要说明，早泄的原因有很多，有的是龟头过度敏感，有的是心理问题，有的是与射精相关的神经递质的问题，此外还有器质性疾病引起的早泄。局部外用麻醉剂在治疗早泄方面的历史悠久，主要通过降低阴茎龟头敏感性，延迟射精，并且不影响射精的满意度，但使用不当也会有不良后果。用药后龟头麻木了，女方阴道也随着变得麻木，从而使双方的快感大大降低。因此在使用时要求在插入前将龟头表面的药物彻底清洗掉，或者佩戴安全套。龟头麻木之后，有些男子将很不习惯这种感觉，更不用说带着这样的感觉长时间做爱了，所以会使一些患者很快就放弃这一选择。

误区五：网络和媒体广告中介绍的许多植物药。

这些药物能够有效治疗早泄吗？国内好多患者面对铺天盖地的广告，很容易被误导。但事实上，有效率跟安慰剂应该没有什么区别。目前最值得推荐的是，很多国家唯一获准专用药即强力短效类药盐酸达泊西汀片（必利劲）。

误区六：早泄不是你能够控制的事情。

实际上，你可以努力尝试控制射精。通俗地说，就像你小时候能够学会控制排尿一样，一旦你能够学会控制住膀胱，你就永远也忘不掉了。有一种方法叫会阴部位肌肉操练疗法，你可以做中断小便的练习，做肛门括约肌的肌肉锻炼，通过收缩肌肉做勃起阴茎有节奏上举的练习，做会阴部位肌肉锻炼。一些男性通过上述练习，可以取得治疗早泄的满意疗效。

误区七：手术可以治愈早泄。

受一些虚假广告宣传的影响，一些患者认为通过手术方法可以治愈早泄，没有证据提示选择性阴茎背根神经阻断术或透明质酸凝胶阴茎龟头增大术是早泄的有效治疗方法。外科手术也许与性功能永久丧失有关，但不能推荐为早泄的治疗方法。

误区八：治疗早泄和阳痿的药物是同一类，用一种就可以了。

很多患者，特别是年轻患者来到诊室就说："大夫，我得了阳痿早泄"，患者经常把阳痿和早泄误认为是一种疾病。实际上，阳痿和早泄是不同的，尤其在药物治疗上是完全不同的。治疗阳痿的药物主要包括伟哥类药物，可使阴茎勃起得更加坚硬和持久；而对于单纯早泄患者来说，治疗期间除配合心理和行为治疗外，必要时选用必利劲等选择性 5- 羟色胺再摄取抑制剂和局部麻醉药物进行治疗以延长性生活时间。两者治疗有根本性区别，不能混为一谈。但阳痿和早泄往往是难兄难弟，如果两者同时存在，则我们建议先治疗阳痿，这样对于早泄的治疗也会有所帮助的。

正所谓"知己知彼，百战不殆"，正确认识早泄，摈弃错误的认识，摆正好心态之后你会发现早泄其实并不可怕。

第二章

别偷走男人的尊严

——浅谈早泄的伴侣因素

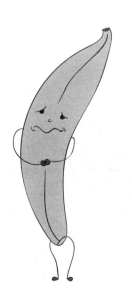

2-1 女人的冷言冷语会打消男人的欲望

——早泄不只是男人的事

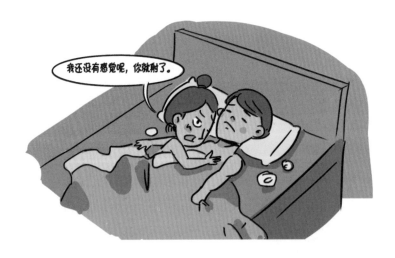

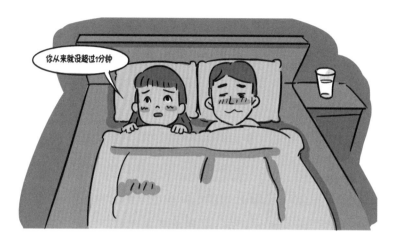

　　某天的一个下午，趁着下一个患者还没进来，我站起身接了杯水，正大口喝着，迎面走来了一对夫妻，看着挺年轻的，30 岁左右。丈夫看上去神情黯淡，一直低着头。

　　我问："哪里不好？"

　　"我可能遇到早泄了。"丈夫有气无力地回答着。

　　"什么叫'可能'啊？你那明明就是早泄！"旁边的妻子呛声道。

　　我问："插入阴道多长时间射精？"丈夫说："短的 1 分钟，长的 3 ～ 5 分钟"。谁知丈夫刚一说完，妻子突然又质问起来："哪里有 3 ～ 5 分钟，你从来都是 1 分钟不到，拖到现在都半年没同房了。"

　　丈夫听了这话，红着脸，头低得更低了，不敢再说话了。

妻子对我说："您可得好好给他看看，结婚到现在一直是这样，身体倒是挺好的，就是不知道什么原因，每次同房的时候就草草收场，在您诊治的患者中，像他这种情况的多吗？"

早泄患者在性活动中，绝大多数是可以获得性快感的，并能达到性满足，这是由男性的性生理特点所决定的。但是，如果射精速度过快，使本来就不容易激发高潮的女性难以情绪高涨，也令男性感到无比的沮丧，并可能丧失对性生活的"性"趣。长久下去，必然给男女性和谐带来严重的负面影响。

早泄是一种常见的男性性功能障碍，经过研究发现，在亚太地区，包括中国，早泄的发生率大约是30%，大约每3个成年男性中就可能有1位受到不同程度早泄的困扰，早泄比勃起功能障碍更普遍。特别值得一提的是早泄在各个年龄段（18～59岁）的发生率是相似的，也就是说年轻男性和中老年男性的早泄发生率是一样的，即使你是刚结婚血气方刚的小伙子，在性生活时候也极有可能发生早泄。

性生活不和谐的最常见问题就是早泄，早泄使性伴侣不能够在性生活中获得满足，而婚内性生活的不满意和不和谐可能是个别人发生婚外情和第三者插足的重要导火索。尽管早泄是男性性功能中的小问题，但却潜伏着巨大的危机，很有可能成为影响夫妻感情的"定时炸弹"。

　　早泄可能与神经反射、内分泌的调节及心理因素相关，许多患者是精神心理因素、中枢神经系统功能紊乱综合作用导致的早泄，尤其是当性伴侣得不到性满足而表现出不满的情况下更容易出现早泄。本案中的女性在别人面前对自己的丈夫不留一丝情面，可以设想，在性生活中更会对丈夫的表现进行指责，从而使丈夫在性生活时产生焦虑，进而逃避、躲避性生活。

　　作为另一半的女性在性活动中起到关键的作用，治疗早泄应夫妻双方一起参加，只要双方密切配合，再结合一些治疗方法，就可能取得满意的疗效。

2-2 早泄偷走的不只是男人的尊严

——早泄的并发症和对生活质量的影响

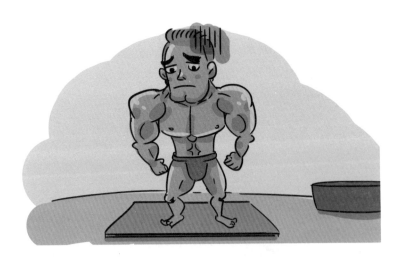

一般而言，在文明社会中性活动是柔情与肉欲的融合，坚持不"泄"是性活动中大多数男人的期望。然而，现实中却不尽然。性生活时，没有"作战"的持久力甚或"一触即发而溃之千里"，不能一展男性所特有的魅力是让男人感觉很沮丧的一件事情。由于社会文化的影响，多数患者对此病没有充分的认知，同时碍于面子又难以去医院得到及时诊治，随着时间的推移，严重情况下会引起相应的并发症，影响患者的性生活质量和生活质量。

一、并发症

1. 心理性疾病

早泄会影响夫妻的性愉悦，进而会对人的情绪产生不良影响。如果夫妻没有充分沟通包容，或因已形成的认知模式影响，有的性伴侣会因早泄没有得到性满足而出现不满情绪甚至奚落嘲笑对方，有的性伴侣会出现情欲低迷甚至性厌恶。因此，早泄患者在自尊心的作用下，害怕满足不了性伴侣的要求，就时不时地会想起或更加在意自己的性行为。受人格特质潜在影响，如这种超负荷的压力没有得到及时疏导就会时时困扰着他们，并长期笼罩于疾病之下，以至于工作、生活备受影响与折磨。久而久之，因紧张感增加会苦闷焦虑、恐惧不安，因挫折感增强会情绪压抑、感觉愧不如人而呈现焦虑状态或抑郁状态，患者会紧张易激惹、烦躁易怒或丧失生活激情、消极萎靡，甚至造成焦虑症或抑郁症等心理疾病，出现提心吊胆、遇"性"即怕，心境低落、"性"趣索然的现象。

2．勃起功能障碍

早泄是男性常见的一种性功能障碍性疾病，属于射精障碍，在男性疾病中有着很高的发病率。生活中，很多早泄患者没意识到及时诊治早泄的重要性，也没有意识到夫妻双方相互配合的重要性。那么，一旦和性伴侣多次经历早泄而导致性生活不满意或失败，就会唤起患者的焦虑，导致性伴侣不满。若患者没有积极认知，夫妻间缺乏有效沟通交流，可能会干扰其后的每一次性生活，于是失败接踵而至，这足以在潜意识中使男性对自己的性能力缺乏自信，对性活动害怕失败而抑制性唤起，使得勃起功能每况愈下，对性生活形成了严重的条件反射并打上深刻烙印。如果性伴侣同时给患者造成了恐惧或敬畏的印象，更激发了患者内心深处的障碍感，就会干扰患者的性欲望、抑制患者的性交

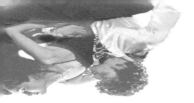

伊木萨克片

早泄临床治疗·一线用药

从根本上解决早泄问题

性生活时不勃的尴尬局面，引发心理性或

得。

的影响

严重的没有插入即射精。尽管心理学

俱来的本能，但仍有极少数受传统文

识到早泄是一种疾病，以为性活动

互摩擦而后"一泄了事"。等到同

育时来就诊才知道，以上情况根本

生殖道从而导致男性不育。

2.影响夫妻关系

性生活是家庭婚姻必不可少的内容，是婚姻生活中不可或缺的组成部分。性生活不全都是十全十美的，偶尔出现不和谐的情况，也是十分正常的。但是，如果早泄持续或经常地发生，便自然会令人不悦，性伴侣得不到性满足，感受不到性带来的快乐。这样会使性伴侣长期处于性压抑状态，造成心理不平衡，积累不良情绪，引发伴侣间更大的冲突。一方往往会因早泄感到气恼与幻灭，另一方可能丧失性唤起的兴趣，进而带来一系列问题，最终影响到夫妻关系甚至家庭和睦。

当今，文明社会为改善人的性生活付出了极大努力。我们在此提醒读者，文明社会中的男性仍然会或多或少遭受早泄的困扰而不能获得完全性快感，但是只要积极认知和看医生，夫妻相互交流包容，即可避免其并发症的发生和对生活质量的影响。

2-3 "快男"更不要逃避性生活
——逃脱早泄的恶性循环

三十多岁的王先生，在别人眼里事业成功，妻子年轻貌美，两人感情和睦，家庭幸福。要真说缺点什么，那他们这个家庭应该就只缺个活泼可爱的孩子了。王先生年轻的时候一心忙着打拼事业，等到事业有点起色的时候才在家人的催促下结了婚。妻子是个二十多岁的年轻姑娘，结婚头两年夫妻二人只顾着过二人世界去了，等回过神来想起要孩子，王先生发现自己都快进入不惑之年了。这时候夫妻两人终于按捺不住，赶来看医生了。

在询问性生活频率时，王先生支支吾吾，年轻的妻子坐在旁边一脸无奈地说，王先生在平时的性生活中就是个"快枪手"，常常是不到一分钟就缴械了，这两年工作越来越忙，对于性生活仿佛越来越没"性致"了，平均一个月都做不到一次。

王先生这种情况除了患有"早泄"之外，还存在男性的"性欲低下"。所谓性欲是指在一定刺激条件下产生性交的欲望。每个人的性欲强弱有所不同，同一个人在不同的年龄段性欲也存在差异。性欲是多种因素共同作用的结果，通常情况下，性行为要在体内神经化学物质（去甲肾上腺素、肾上腺素和多巴胺等）达到一定的量和平衡时才会引起性欲。关于性欲的产生，多个学科的观点基本一致，认为性欲是神经内分泌系统活动的一种结果和表现。性欲受到健康状况、精神状态、年龄因素以及以往的性经验等多种因素的影响。性欲低下在一般人群中的发病率有所增加，大约有15%的成年男性患有性欲低下。性欲低下常常与其他男科疾病并发，如勃起功能障碍和早泄等，且互相影响，互为因果。

引起性欲低下最常见的因素为精神心理状态或社会和人际关系。心理素质较为脆弱、紧张者更容易受到外界的影响，产生焦虑和压抑交织反复存在的心理紊乱状态，干扰大脑皮质的功能，而导致性欲低下。总结起来有以下几点：

（1）错误的性教育：认为性行为是荒淫行为，以至于强迫抑制正常出现的性生理反应；

（2）性知识缺乏：性生活不成功，对方责怪、嘲弄或者贬低；

（3）性生活紧张：夫妻感情紧张、感情不融洽，甚至存在敌对情绪，不能相互交流和缺乏互相尊重，可导致性吸引力减弱；

（4）恐惧心理：害怕达不到对方要求，使对方不能满足；另外，精神创伤、负疚心理等也会造成对性反应的压抑。

　　排除了患有睾酮水平低下、高泌乳素血症以及慢性全身系统性疾病等引起性欲低下的器质性病变后，考虑王先生的"性致"差与其心理状态有关。早泄会给男性及其伴侣带来负面的心理影响，比如苦恼、忧虑、挫折感和逃避性生活。而性欲是相当脆弱的，在紧张的状态下，最先消失的就是性欲。早泄患者性生活时心里紧张、惊慌甚至恐惧，担心女方不能够达到性满足，使男方每次房事都如临考试，精神集中到希望性交时间延长，而越是担心时间短就越容易引发早泄。由害怕早泄带来的尴尬和羞愧，使男方进一步逃避性生活，有意识地压制性欲，久而久之则发展为性欲低下。然而，压制性欲后，性交频率减低，造成过分的性积蓄，长时间不过性生活，性兴奋的程度增加，阴茎敏感程度较高，一旦性交就控制不住，更容易造成早泄。早泄和性欲低下在脆弱的男性中形成了恶性循环，如果不打破它，患者无法解脱出来。

针对王先生的这种情况，在药物治疗早泄的同时，还需要进行相应的心理干预，这不仅需要男性解除思想顾虑，协调夫妻之间的性生活关系，抛弃性生活中的成见，提高性生活的技巧，锻炼控制射精的能力，尤其要释放自己的性冲动，鼓励增加性生活的频率。性生活的问题解决了，生育也就是水到渠成的事儿。另外，加强体育锻炼，增强体质，避免酗酒等不良生活习惯对早泄和性欲低下的治疗都有帮助。

2-4 新婚早泄不是事儿

——如何对待新婚期早泄

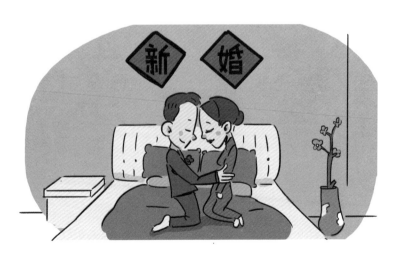

"洞房花烛夜，金榜题名时。久旱逢甘雨，他乡遇故知。"此为传统的人生四大幸事，对于"洞房花烛夜"，古人更有"小登科"之美誉，本应该是夫妻间最幸福的时刻。但是，很多刚刚步入婚姻殿堂的新郎却有些说不出的烦恼，当自己满怀激情地面对新婚妻子，刚刚接触妻子的性器官，或阴茎刚进入阴道，就过早地发生射精，这种现象称为新婚期早泄。因其发生时间上的特殊性，它不但直接影响了夫妻期盼已久对"性福"生活的激动心情和性趣，而且对于男性的自信和自尊都是一个重挫。

新婚期早泄发生的频度是比较高的，多发于初婚、婚前缺乏性生活经验、性格内向的男性。性学家分析认为，造成新婚期早泄的原因首先是因为新婚期间心情亢奋，初次性生活时性经验不足，配合也不默契，性的体验较强烈。而且，新婚期间还有一种新鲜感，使当事人处于高度的性兴奋状态，射精中枢也处于兴奋之中，射精阈值下降，射精控制力差，性生活时稍有刺激，便会发生早泄；其次，新婚男性缺乏性知识及性技巧，也不懂得性反应的生理过程，他们往往婚前只接触了色情书刊、不良影像制品或黄色网站，受一些夸大的、不切实际的黄色淫秽宣传的影响，有着错误的性观念，对性生活抱有过高的期望，若发生几次早泄后，便会误认为自己有病，精神更加紧张，也就更容易早泄。所以新婚后的一段时间内难以控制自己的射精过程，也就不足为怪了。

尽管极个别人确实存在影响射精控制的器质性疾病，但绝大多数是由于过度兴奋以及缺乏性经验和性技巧所致，因此只要及时处理和治疗，一般短期内可恢复正常。但如果处理不及时，也可能会给今后性生活及夫妻感情造成严重的影响。这是因为婚后最初几次的性生活不和谐，特别是第一次会对男性身心造成深刻的影响，若之后反复尝试性交均以早泄告终，每一次不成功的性经历都会作为一种不良的负面刺激，一方面加重了新婚期早泄的心理负担，另一方面又会对下一次尝试性生活造成更大的心理压力，这样反复的恶性循环，势必会击碎患者内心残存的最后一丝对自身性能力的自信，而新娘也会产生抵触情绪，反过来又影响男性的发挥。

对付新婚期早泄的关键是恢复男性的自信心，增强射精控制力。首先，夫妻双方均需普及健康的性知识教育，如了解男女性生理特征、男女性快感差异和性爱姿势等，必要时还需接受专门的心理辅导，改正对早泄的不正确认识，减轻男方思想压力及心理负担，让妻子学会理解并支持丈夫，并积极配合丈夫的治疗；其次，射精控制力是一种习得性的能力，药物治疗是增强射精控制力最重要的辅助手段。目前，

"达泊西汀"是唯一一个被批准用于早泄治疗的口服药物，而局部麻醉药物如利多卡因－丙胺卡因乳膏等局部外用药物也可以降低阴茎敏感度，延长射精潜伏期。初期应用这些药物所致成功的性生活可以显著增强男方自信心，改善夫妻双方的性满意度，良好的夫妻关系亦得以构建。在此基础上，夫妻双方只要在性生活过程中经过适当时间的摸索，通过一系列循序渐进的训练，如停止—再刺激方法及"挤—捏"行为训练或逐步增强刺激的性感集中训练，几乎都可以摆脱对药物的依赖，完成和谐的性生活。但若上述治疗方案无效，则需要到医院进行专门的检查，以排除早泄是否因器质性疾病引起。

总而言之，大多数男性的新婚期早泄虽然不是疾病，但却能影响性生活的和谐，破坏新婚夫妻间的感情，给家庭生活蒙上阴影。因此，必须认真对待新婚期早泄。

2-5 女性期望的不是"马拉松"

——和谐的性生活比时间长短更重要

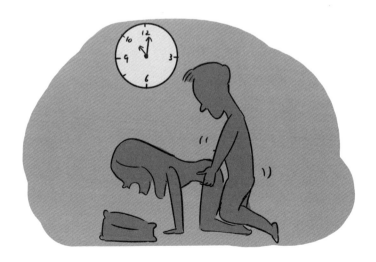

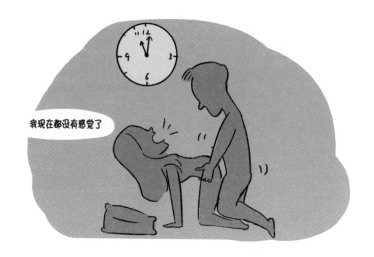

性生活是指为了满足自己性需要而进行的固定或不固定的性接触，它是夫妻生活的重要组成部分，是人类生存和繁衍的需要。和谐、美满的性生活不但可以增进夫妻之间的感情，而且可以产生积极向上的情绪，有益于身心健康。

如更高、更快、更强的奥林匹克精神一样，以前很多男性都希望自己在性生活中成为一名马拉松选手，能坚持得更久、再久一些，仿佛只有这样才能体现自己的男性雄风与阳刚之气，他的妻子才能更满意、更幸福，性生活的质量才更好；而坚持时间越短的丈夫越"不够男人"，往往被认为是失败者的象征。其实，他们是受一些夸大的、不切实际的黄色淫秽的宣传影响，有着错误的性观念，对性生活抱有过高的期望，对性能力的衡量标准存在误区，认为"时间越长越好"。虽然，过快的性生活会影响性生活的和谐，破坏夫妻间的感情，给家庭生活蒙上阴影。但时间过久的性生活同样会影响夫妻间的亲密关系，并且还会导致多种疾病。

一方面，性生活时，机体的能量消耗明显增加，代谢增强，如果时间过长，就会使人体的能量消耗过多而令人感到疲惫，甚至会使双方出现精神倦怠、肌肉酸疼、全身乏力等不适症状。而且，由于性生活时男女双方性器官在高度充血状态下密切接触和活动，时间过长容易引发各种疾病。临床证明，性生活持续时间过长，女性比较容易引起泌尿感染、月经紊乱等，男性容易引发前列腺炎等。美国宾夕法尼亚州比兰德学院性学教授埃里克·寇特指出，性爱时间 7～13 分钟最为合适，如果刻意坚持就会伤害身体。

另一方面，虽然女性可以在短时间内达到多次性高潮，但若女方在已经得到极大满足后男方仍然坚持"战斗"，一味追求时间上的持久而忽视女方的身心感受，会使女方对性产生厌烦感或者恐惧心理，她们尤其反感丈夫把自己当成某种"工具"或"舞台"，让男人在那里一味地"使用"或"表演"。

随着社会文明的进步和思想的解放，夫妻间的性生活已经不是不能触碰的禁区，人们的性观念发生了很大改变。目前认为性生活的质量并非和持续时间成正比，夫妻双方在性生活过程中都能获得性快感，共同达到高潮，得到性满足，才是和谐性生活的最高追求，"性福、美满、和谐"的性生活已成为人们共同努力的目标。和谐性生活的建立，不是男方或女方单独努力就可以实现的，这个美妙的乐章要性伴侣两个人共同去谱写，需要由配偶双方融洽的夫妻感情、健康的身体、良好的心理状态、积累的性经验技巧和默契合作才能完成。

所以，性生活和谐比时间更重要，每对夫妻均有可能形成自己的和谐方式。有了和谐的性生活，夫妻双方生理上得到了满足，心理上获得了安全感，关系上会更加紧密，家庭会更加和谐幸福。

2-6 相爱是灵与肉的结合

——影响早泄的情感因素

27 岁的单身小伙子张某某，曾经有过三段恋情，却因为一直没能有效地治疗自己早泄的问题，直接或间接地接连失去了三个女朋友。

第一任女友刚开始与张某某做爱时感觉他射精较快，自己不能得到性满足，以为小伙子是初次交女朋友，没有丰富的性经验，相信随着交往时间的延长、性爱次数的增多，小伙子的性能力会逐渐提高、做爱时间也会慢慢延长，那时候自己就能获得性高潮和性满足了。没想到半年光景过去了，情况反而变得越来越糟糕，在第 N 次受挫之后，女孩选择了分手。

第二任女友是一名比张某某性经验更加丰富的女孩。因为张某某不能很好地控制射精时间，总是早泄，也没有有效的办法改善彼此的性爱质量，女孩变得越来越易怒、脾气也越来越暴躁，经常不给小伙子好脸色；而张某某也变得越来越焦虑、郁闷，渐渐开始逃避和女孩做爱，同居 3 个月后他们不欢而散。

第三任女友让张某某感觉找到了一生中的最爱，他们深深地爱着对方，彼此关心、爱护，但还是有一件事让他们很苦恼——做爱时女友从未得到过满足，两人均感觉射精来得太早了，仿佛还没开始就已经结束了。张某某尽心尽力地维护着这份爱情，他也感觉到女孩也是爱他的，因为相爱，所以张某某认为女孩能够接受自己早泄的问题，柏拉图式的爱情也是十分美好的。但随着时间的推移，两人的性生活质量仍未得到改善，爱情也没能经受住考验，最后以分手告终。

经过这几次的经历，张某某终于鼓起勇气到医院检查了，在男科门诊看病时他说："在早泄治愈之前不愿意谈恋爱了"，他不希望再重复以往失败的经历，面对早泄造成的羞愧和尴尬，他想了解是什么原因导致了早泄？什么因素影响了射精时间？有没有什么药物、手术或者其他方法能够治愈射精过快的问题？

随着对早泄研究的逐渐深入，专家们发现很多因素影响着男性射精的速度和时间，对于这些会影响两性和谐的因素，男性朋友们都应该适当了解，做到心中有数。

1. 心理性影响因素

如果一位男性自身有焦虑、抑郁、心理负担重等心理或者情绪低落问题，这极其容易影响其在性生活中的表现，以致做爱时出现早泄。如果男性遇事容易紧张、担心自我形象和自我表现，对社会交往、与女性交往有恐惧、害怕心理的，往往发生早泄的概率较大。有负面情绪的、经常感到无助、沮丧的人，也容易发生早泄。那些情绪激动的男性，对射精的掌控能力可能较低。

看来，与那些豁达开朗、无忧无虑、处事不惊、没有心理包袱的男性相比，一位有或多或少心理问题的男性，性生活时发生早泄的概率较大，对于性生活的掌控能力较低是可以理解的。与自己心爱的女人做爱，不仅要有充沛旺盛的体力，也需要强大、健康的心理，心理能够影响每一位"优秀"男性的"战斗力"。

2．性伴侣的影响因素

当一位男性面对一个性爱对象时，无论她是合法有证的老婆，还是甜蜜恋爱的女友，或是偶遇的女性，与她相处的关系是否恩爱、融洽、和睦，她的语言、态度、性需求、性高潮等，都会影响男性的"临床"发挥。如果男性有"妻管严"，日常生活中就有"惧内"情结，性生活时男性也会不自觉的在心理上、行动上把自己放在弱势地位，想要主导性爱过程、把握射精时机往往遭遇困难，以致过早射出"子弹"、发生早泄。

男性对自我形象的理解和定位也对早泄存在影响，如果男性是一位成功人士，在性伴侣的心目中属于"高大上""高富帅"型，他就会充满信心的在性爱时表现自己，可以上交一份完美答卷；如果男性自惭形秽、自感低人一等，难以驾驭芳心，就难于完美收官，发生早泄并不稀奇。

作为女性一方，性爱过程中应该对男性伴侣给予耐心、激励的话语，给予更多的理解、安慰和配合，使其享受性爱的过程，忘却日常的烦恼和负面因素；不要做爱起始就向男性提出高要求——做爱多长时间、把握射精时机、玩出多少种体位花样、达到性高潮、性满足等。如此可能适得其反，使男性伴侣背上沉重的心理负担，不能轻装上阵，不能展现自己的实力，不能收放自如。

3.泌尿外科、男科疾病的影响因素

大约一半的阳痿患者同时患有早泄，暂且不论阳痿和早泄谁是因谁是果，但是，这些患者因为阳痿或者早泄两者之一而产生的痛苦、烦恼、挫折感、焦虑等均可能影响另一疾病的发生，并且严重程度也存在关联。

研究发现，终生性早泄患者中有一部分患有慢性前列腺炎，在获得性早泄患者中携带慢性前列腺炎的患者占有很大比例。由此看来，慢性前列腺炎可能是一种常见的获得性早泄的原因。

可以这样理解，泌尿男科疾病无论是从病因起源上，还是功能相互影响上，均有可能导致早泄患病率增高。因此，男性出现早泄时，最好看专科医生，排除泌尿男科疾病的影响才能有更好的治疗效果。

4.神经系统疾病的影响因素

对射精产生影响的脑部疾病较多，例如，大脑受外伤后，大约9%的患者出现早泄，可能与大脑的功能区受损伤、神经内分泌失调、阳痿以及情感波动等有关系；脑梗死之后可以出现继发于阳痿的早泄；两项调查研究显示，分别有8%和

40.6% 的帕金森病患者出现早泄；癫痫病和性功能的关系更为复杂，据估计，38% ~ 71% 的男性癫痫患者经历过多种性问题，早泄的发生率在 2% ~ 66.7%。

多发性硬化症是一种中枢神经系统的慢性脱髓鞘疾病，这种疾病通常影响性活跃的年轻人，超过 75% 的男性患者的性功能受到影响，据估计，早泄发生率在 10% ~ 42.5%。脊髓损伤患者中性生活活跃的年轻成年人大约占 82%，只有 40% ~ 50% 的患者有性高潮；脊髓损伤后，如果抑制射精的神经通路受损，就会导致过早射精。通常，生殖器区域感觉过敏的患者、脊髓椎体区域不完全损伤的患者可能发生早泄。

与正常人相比，存在阴茎超敏反应的男性对于阴茎体和阴茎头的刺激能更加兴奋大脑功能区，造成阴茎头过度兴奋而射精；另外，该类男性向神经中枢传递生殖器兴奋的速度更快，从而导致早泄。虽然一些研究提示阴茎超敏反应可能与早泄存在相关性，但是也有一些反面不支持的证据，所以依然存在争议。

5. 遗传性影响因素

1998 年，国外一名专家调查早泄患者的家族成员发现，一级男性亲属的计算风险是 91%，远远高于一般人群 2% ~ 39% 的早泄发生率。2007 年，在荷兰调查发现，男性双胞胎人群中早泄具有中度（28%）的遗传效应。特定的基因变异可能直接导致早泄，2009 年一项针对荷兰终生性早泄患者的研究显示，这类患者的早泄可能与神经系统中的某些神经递质有关。然而，有关早泄的遗传研究才刚刚起步，目前还不能得出早泄有遗传危险因素的肯定结论。

综上所述，这些影响因素或多或少地与终生性早泄、获得性早泄存在着关联，对于那些自然变异性早泄和早泄样射精功能障碍而言，更多的可能与患者特定的环境、自身的身体健康状况、主观感受和认识等因素有关。总之，影响早泄发生率的因素是多种多样的，"幸福的男性是一样的，不幸的男性各有各的不幸"，具体到每一位早泄患者要具体分析，才能排除影响因素，明确改善或治愈射精过快的男性。

2-7 女人的体贴是治疗早泄的良药

——伴侣在治疗早泄中起重要作用

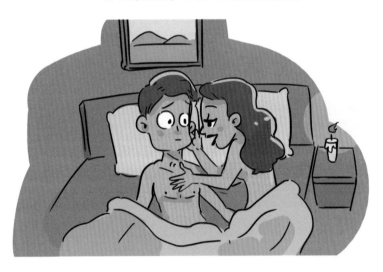

　　早泄所影响的不仅仅是患者本身，其在一定程度上还影响着患者伴侣的身心健康，伴侣的身心健康与态度也会间接地减轻或加重早泄的症状。

　　对于早泄患者而言，多次失败的性经历在给男性带来心理负担的同时，也给伴侣带来了不同程度的心理影响。长时间的低质量性生活使早泄患者的伴侣在面对早泄问题时多伴有不同程度的心理改变，如苦恼、抱怨、焦虑及抑郁。这种心理状态的变化会影响夫妻性生活的和谐和感情的稳定，且随着早泄的持续，病情的进展，这些不同程度的心理改变一方面使女性对患者早泄的治愈逐渐失去信心，另一方面将影响女性正常的性需求，出现性欲降低，惧怕甚至拒绝性交，易产生消极的个人及人际间心理问题的困扰。而相关的消极影响和人际关系困难，终将使双方的生活质量全面下降。

　　伴侣的身心态度在一定程度上可以通过干扰患者的心理状态，间接地延缓或加速疾病的进程。早泄的发病与进展是一个多因素参与的过程，会受到心理负担及夫妻关系等因素的影响。如伴侣因早泄所导致的不满意的性生活、不稳定的夫妻关系而出现抱怨、焦虑甚至抑郁等心理问题，对男性施加精神压力，不配合治疗，使性生活紧张等，将在一定程度上影响男性在面对疾病时所采取的态度和措施，间接地加速疾病的进程。如当男性患有早泄时，来自患者伴侣的关心和信心将使患者积极地看待早泄问题，可有效缓解因早泄问题带给患者及其配偶的身心负担，积极配合治疗措施，有利于促进早泄诊治的疗效。

因而，早泄与伴侣息息相关。完善双方对早泄的认识、加强患者与伴侣双方的沟通，使双方处于一个良好的心理状态，将对延缓早泄进程、促进早泄治疗具有重要意义。通过男女双方的共同参与，在不断正确、积极地认知早泄问题的同时，患者与伴侣互相配合、互相理解、互相支持，男女双方相互配合的治疗方式将有助于增强患者的信心，延长射精的时间，进而促进双方性生活质量的提高及感情的和谐，最终控制早泄症状、恢复正常的性功能。

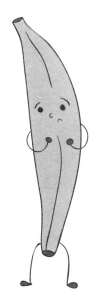

第三章

『快男』预警信号

——早泄的病因

3-1 早泄的多发因素

——早泄是怎么造成的？

早泄是男性性功能方面的多发病、常见病，对于早泄的病因有很多争议，传统观点认为早泄在很大程度上归因于心理性原因，主要因为焦虑。目前普遍认为其发生是一个多因素的结果，包括心理因素、环境因素、内分泌因素以及神经生物学因素等，甚至可能与遗传相关。总之，早泄的发生是一个多因素联合作用的结果。

1. 性交时有恐惧感

长期早泄患者往往具有共同的病史，其主要特点是刚开

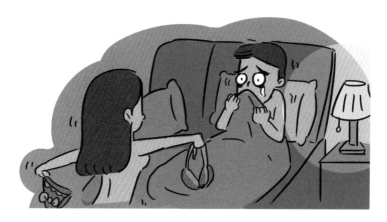

始进行性交时便很快射精。典型的病史是：首次性交往往是婚前性行为，没有合适的性交地点，怕被人发现，所以匆忙性交，在高度紧张的情况下射精发生得过快。在随后的生活中，即使处于轻松愉快的气氛之下，但由于首次失败的巨大影响使其不可避免地背上沉重的包袱。另外，男性对于妻子过分崇拜，在潜意识的心理活动中，认为与妻子性交是对她的亵渎，在爱人面前表现出阴盛阳衰、勇气不足，所以性交时十分恐惧，亦促使射精加快。

2. 性交频率过低

一般认为性交频率过高会对身体有害，但是性交频率过低却会引起早泄，这是因为长期没有性生活而引起性兴奋性提高，一旦性交，反应过分强烈，自然容易早泄。这种早泄

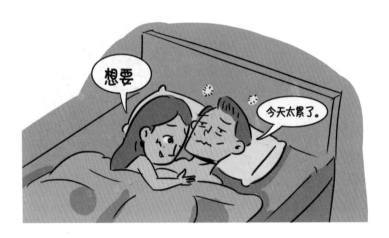

常见于初次性接触的青年以及长期缺乏性伴侣的成年男性。

3. 手淫习惯

手淫一般情况下是背着亲人、熟人，在精神紧张的情况下进行的，总想尽快结束，于是养成匆忙的习惯，以至于稍

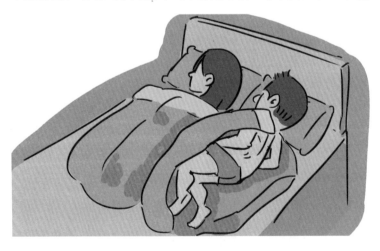

有刺激就会射精。久而久之养成快速射精的习惯，婚后虽然有较好安全的性生活环境，但他快速射精的习惯已经形成，就容易早泄。此外，从中医角度来看，手淫成癖容易过早地耗损阳气，导致肾虚，精关不固，从而导致早泄。

4. 夫妻关系不和谐

有些家庭夫妻关系长期不和睦，性生活往往是一种应付和搪塞，只求早点结束性交，所以男方射精较快，容易养成早泄的习惯。

5. 性交中断

性交中断也是导致早泄的原因之一，如用体外射精避孕，因为双方十分紧张地把精力集中在何时及时体外射精，男方过分紧张容易提早射精。也有夫妻正在做爱，突然有人叫门或被父母、子女发现等造成性生活骤然中止，造成性传导神经的强制阻断，亦会造成早泄。

6. 炎症、疾病和药物

有的人患有生殖道炎症，因为炎症刺激，尿道敏感性增强，再受到性刺激易引起早泄。糖尿病、内分泌失调、肝炎、甲亢等疾病，可能带来性传导神经系统紊乱，从而造成早泄。有的人对部分药物会产生过敏反应，尿道有刺痒感，稍微刺激生殖器官就会早泄。

　　射精是由感受器、运动中枢神经和脊神经组成的反射活动。多种神经核、中枢神经递质及其受体在射精调节中起到重要的作用。这些神经核、相关神经递质与调控射精的功能紊乱和阴茎过度敏感等与早泄有关。早泄从根本上说是射精所需要的刺激强度太低，早泄的治疗无非是努力提高刺激射精的强度。治疗早泄要遵循性治疗的一般原则，男女双方共同参与，收集完整病史，对患者进行健康宣教，解除思想顾虑，消除病因，同时可采取行为法、改换性交体位、选择性交时间、药物治疗及外科治疗等多种治疗方法。

3-2 早泄不分老少

——男性为什么会出现早泄？

早泄，指的是过早射精症，包括原发性早泄、继发性早泄、早泄样射精障碍等。总而言之，不论是哪一种早泄，都对夫妇二人关系产生了不愉悦的影响。有一种说法是年轻人容易出现早泄。是不是这样呢？这个问题还需要具体分析。

在前来男科门诊就诊的人群中，很大一部分是年轻人，有很多是新婚夫妇，对于这一类人群来说，可能是性技巧缺乏，对于性的期望值过高等，觉得自己出现了早泄的症状。新婚者千万不要给自己扣上早泄的帽子，性交时往往需要磨合，也需要时间来调整，只有通过双方的磨合和沟通，才能达到双方的性和谐。

另外，对于年轻人，如果有过度的手淫，对于射精反射可能有些不利的影响。当然，手淫会不会导致早泄，目前并没有科学依据支持。一般认为，适度的手淫能缓解未婚青年的性压力，使得性压力有效释放，是一种无害的性发泄方式。有的患者没有手淫习惯，也会患顽固性早泄，有的人有过手淫，可能射精时间也正常。所以，适度的手淫一般不认为是早泄的诱因。

但是，凡事张弛有度，如果过度的手淫、频繁且长期的手淫还是会对射精产生不利的影响。一是心理的影响，由于传统文化的影响，很多未婚者在手淫后有"后悔感"，甚至"负罪感"；二是躯体的影响，反复手淫、频繁过度手淫，容易使精囊、前列腺等部位充血，使得过快射精形成条件反射，时间久了，容易导致射精潜伏期缩短。特别是对于很多婚前手淫者来说，由于习惯了手淫的刺激方式，结婚后，反而不容易适应阴道的性交方式，导致不射精或过早射精，这些在临床上都很常见。因此，对于这些年轻人来说，特别是频繁手淫的年轻人，最好控制好手淫的节奏和频次，以免对未来的性生活造成不良的影响。

此外,不良的生活习惯,如长期久坐、熬夜、酗酒、吸烟等都会损害男性整体的性功能,也包括射精功能,导致早泄等射精障碍。

随着年龄的增长,婚后性审美疲劳的出现,中老年也会出现性功能障碍,其中也包括早泄。当然,这种继发性早泄的诱因非常多,需要具体情况具体分析。

所以,年轻人出现早泄,可能是性技巧缺乏或者不良生活习惯导致,需要到医院规范就诊和及时治疗。偶尔出现射精潜伏期短,可能是射精反射的变异,千万不能轻易给自己扣上早泄的帽子,以免加重心理负担。

3-3 "快枪手"都是自我"练"成的

——早泄与心理问题有关吗?

早泄是泌尿男科门诊最常见的疾病,有资料表明早泄的患病率约为30%,约75%的男性一生中会或多或少经历早泄的困扰。一项网络调查结果表明早泄患病率为22.7%,其中美国为24.0%,德国为20.3%。在门诊,早泄患者确实是最常见的,这些患者来医院比较关心的问题除了想找到有效的治疗手段之外,就是想找出早泄的原因,尤其是想通过仪器或抽血检查找到早泄的病因。其中比较常见的问题有,"大夫,我有多年的手淫习惯,现在的早泄是不是与手淫有关?""大夫，我现在特别想找到早泄的原因，能不能给我抽个血，做相关的检查？""大夫，咱们这里能做阴茎背神经敏感试验吗？"等。

早泄既与生理因素有关，也与心理因素有关，而且心理因素可能更重要。导致早泄的主要因素有：长期形成过早射精的习惯、不良情绪、射精控制技巧不够、过度兴奋和早年不良的性经验等。

长期形成过早射精的习惯与手淫有关。包括本文开头提及的患者在内，很多患者都认为手淫可以导致早泄，但实际上，目前手淫引起早泄的论断是没有证据的。部分手淫患者养成过快射精的习惯可能导致早泄，但没有证据证明手淫本身与早泄有关，而且还有部分手淫患者为了追求性快感，手淫过程中刺激强度远超过性生活，严重的还会导致不射精。

此外，有些使用性交中断法避孕的男性，由于担心性生活中在阴道里射精而让配偶怀孕，因此心理压力较大，而且也没有充分享受性生活中的快感。所以这些男性中不少人想早点射精以完成任务，因此也把自己训练成了"快枪手"。

不良情绪也可能导致早泄。有些自信心不足的男性，他们总是担心性生活时间短不能满足伴侣需要；或者女性伴侣在性生活的时间要求上给男性太大压力。欲速则不达，这些心理压力可能适得其反，反而造成这些男性在性生活过程中更快地射精。与女性相比，男性往往要承担更多的家庭和社会责任，而现代社会竞争越来越激烈，因此男性承受的来自各方面的压力越来越大。过度的压力会使部分男性身心疲惫，这些男性对于性生活会有心有余而力不足的感觉，可能在性生活过程中采用"速决战"，早早交差了事。此外，伴侣双方关系紧张，甚至经常处于"冷战"状态，这种情况下，对于男性来说，性生活不仅不是一种享受，而且还是一种负担，结果只求尽快完成任务。

射精控制技巧不够也可能引起早泄。任何事情要做好都需要一定的技术，性生活也是这样。我们临床有一种"停止—再刺激"的行为疗法，就是让早泄患者感觉快射精时，停一下，待性兴奋性降低之后再进行，采用这种方法能让很多患者摆脱早泄的困扰。

过度兴奋也可能导致早泄。新婚或者长期禁欲后进行房事，都可能出现早泄现象。

心理因素是造成早泄的重要原因，我们需要重视心理因素；而且，由于涉及器质性因素的相关检查对于早泄的治疗帮助不大，如血液学检查和阴茎背神经敏感试验等，因此，我们更应该重视心理因素对于早泄的影响。

3-4 慢性前列腺炎会导致早泄吗?

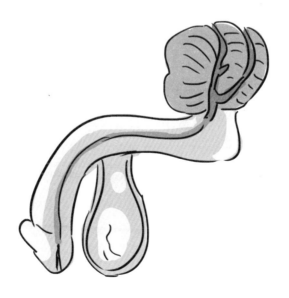

　　慢性前列腺炎是男科的常见病、多发病，大约半数的男性在其一生的某个时候会受到前列腺炎的困扰，其常见症状主要是骨盆区域疼痛、排尿不适、性功能障碍等。很多文献报道，慢性前列腺炎与早泄常同时存在。慢性前列腺炎患者中发生早泄的概率会比正常人更高。因此，当男科医生一听到"早泄"这个词时，会很自然联想到它的罪魁祸首——"慢性前列腺炎"。

　　很多患者会感到奇怪，慢性前列腺炎和早泄是两种不同疾病，怎么会产生这么多关联呢。可能的原因是长期的慢性炎症刺激会引起盆腔内交感神经、感觉神经的紧张兴奋。感觉神经兴奋导致敏感度增加，更快达到射精阈值；而交感神经的兴奋可以导致输精管、精囊、射精管、尿道海绵体肌、球海绵体肌的蠕动收缩增强，这两个过程均可以加快射精。在临床上，很多早泄患者除了上述所说的射精快以外，还常描述有腰骶部、小腹、会阴、阴茎、睾丸等部位的疼痛或排尿不适等，有的是临床医生追问出来的，有的是患者自己主动提及的。可见，早泄伴有前列腺炎是很常见的现象。

　　当然，也有很多早泄患者并没有上述那些典型的慢性前列腺炎症状，男科医生在门诊过程中却也不会忽略前列腺炎这个潜在的因素。因为有一种特殊类型的前列腺炎叫"无症状型前列腺炎",即没有明显的不适,但做完前列腺液或精液检查后却发现白细胞增高,很多早泄患者经检查就发现属于这种类型的前列腺炎;另外有些前列腺炎患者,射精快本身就是其主要症状。门诊中,通过详细询问和适当提示,很多早泄患者无奈地自述,性生活时还没抽插几次呢,就会有隐隐的尿意和胀痛,觉得有点敏感,渐渐就控制不住射精的感觉了,然后就不情愿地"缴枪"了,而且还觉得快感下降,甚至有些人还有小腹、会阴或腰骶部的胀痛不适。追问以前的情况,很多人回忆起,之前没有早泄的时候,性生活时好像并没有出现这些症状啊!这就是典型的没有明显症状,也考虑由慢性前列腺炎引起早泄的情况了。

尽管慢性前列腺炎与早泄的因果关系和具体机制目前尚不明确,但两者之间的密切关系已经得到证实。因此,各位男性朋友应该注意保护自己的前列腺了,控制酒精和辛辣刺激食物的摄入,不要久坐、憋尿,注意保暖。前列腺功能好了,控制射精的能力也可能会提高,便可以尽情享受性生活的美妙滋味了。

3-5 慢性病的"多米诺效应"
——糖尿病、高血压与早泄的关系

随着人民生活水平的提高，糖尿病、高血压等"富贵病"越来越多的为人们所熟知，其发病率日渐增长。不仅损害了人们的身体健康，同时导致广大男性朋友出现了性功能障碍，严重影响人们的生活质量。

糖尿病是一种全身性慢性内分泌疾病，以高血糖为特征。高血糖是由于胰岛素分泌缺陷或其生物作用受损，或两者兼有引起。糖尿病发生性功能障碍常常以阳痿多见，其发生的因素一般包括心理性因素、血管性因素及神经性因素。糖尿病患者长期处于高血糖状态，使全身的动脉硬化，支配阴部的大血管硬化及阴茎微血管改变，甚至微血管闭塞；神经系统发生病变，尤其是与生殖器官有关的神经组织受损，再加上患者焦虑、抑郁甚至悲观失望的心理，又加重了糖尿病患者阴茎勃起功能障碍的发生，因而产生恶性循环。

糖尿病患者早泄的比例，文献报道与正常人群相差不大，所以目前不能肯定糖尿病会直接导致早泄。但因糖尿病患者易患有勃起功能障碍，部分患者有明显的情绪抑郁，甚至担心性生活无法持久，导致心理压力过大，出现早泄症状也理所当然。同时，糖尿病也可直接影响控制中枢，使患者对射精中枢控制能力下降而产生过早射精。另外，糖尿病患者一旦出现多种并发症，如肾脏、心脑血管、下肢末梢神经病变，或者是频发的泌尿系统感染、前列腺炎，甚至是龟头或包皮的炎症等，都有可能导致或加重早泄的发生。因此，可以说，糖尿病导致早泄是血管、神经病变及心理因素等多因素相互作用的结果。

高血压是另外一种常见的慢性病，对男人性功能的影响也不小。与糖尿病一样，高血压引起的主要也是勃起功能障碍。高血压不仅可以引起心脑血管疾病，而且由于产生动脉硬化，导致局部血流减少，从而影响阴茎的勃起功能。

目前高血压病导致早泄的机制尚不清楚。有研究表明高血压患者的早泄发病率较血压正常人群高出15%左右，可能与高血压引起的周围血管病变有关。临床也发现，随着高血压、动脉粥样硬化病情的加重，其早泄的发病率也呈上升趋势。一些降压药物，也会引起不同程度的阳痿与早泄症状。另外，和糖尿病患者一样，高血压患者的焦虑、紧张、不安等精神因素在早泄中起着重要的作用。性交过程会给一些高血压患者带来某些不适及担忧感，害怕过性生活时过于紧张激动而使血压猛烈升高发生意外，再加上之前性生活失败产生的心理障碍，导致早泄的发生概率大为升高。

3-6 "难兄"阳痿一定会有 "难弟"早泄吗?

——为何勃起功能障碍患者往往会有早泄

年富力强的张先生,家庭生活一直幸福美满,事业也是顺风顺水。但这两年不知是因为压力太大还是应酬太多,张先生雄风不再,"性致"不高。好不容易亲热一次,却常常力不从心;有时能勉强插入,偏偏没几下就射了。"怎么现在不仅勃起不好,连射精时间也变得这么短呢?"带着郁闷和不甘,张先生来到了男科门诊。

听完张先生的描述,医生首先进行了详细的解释。其实,临床上我们经常遇到同时患有阳痿和早泄的患者。阳痿和早泄都是男性常见的性功能障碍疾病，两者有密切的联系。有研究显示阳痿患者中早泄高发：中度阳痿患者中早泄发生率为 29.5%，重度阳痿患者中早泄发生率为 52.4%。同时早泄患者中阳痿也高发，国内有研究显示，早泄患者中自认为有阳痿者可达 65.33%。

为何两者常合并出现呢？从性生理的角度看，男性的性活动是由一系列反应过程组成的，包括性欲唤起、阴茎勃起、插入和抽动、射精和快感。在这一系列反应中，每个环节都相互独立，却又相互影响，其中任何一个环节发生问题，都可能导致性功能障碍，并进一步影响其他环节。例如，勃起功能欠佳的患者，其射精功能常常会受到影响。这是因为勃起欠佳可导致焦虑，而焦虑会加重早泄；同时勃起障碍的患者往往需要更强的性刺激才能勃起，这也会导致射精时间缩短。同样，早泄会影响勃起功能。早泄患者对性生活的信心是偏低的，很多患者畏惧性生活，每次性生活过程中都忧心忡忡，如此势必影响勃起功能；而某些治疗早泄的方法，例如"停止—再刺激方法"技术、刻意降低性兴奋等，也有可能降低性生活的愉悦感，导致勃起功能障碍。因此早泄与勃起功能障碍常合并出现。

如果早泄患者合并出现勃起功能障碍，我们可以尝试药物治疗。服用伟哥之类药物后，阴茎勃起会更加坚硬和持久，这样患者对性功能的焦虑能够得到减轻，恢复自信，使其他各环节得以顺利完成，也进一步提高对射精的控制能力；同时这类药物还可以降低阴茎勃起所需要的性刺激的强度，即只要很少的刺激就可以使阴茎勃起，从而使射精潜伏期延长。另外，该类药物还可以调节输精管、精囊腺、前列腺和尿道的平滑肌活动，延长泌精过程；对于中枢而言，可以升高一氧化氮浓度，下调交感神经的张力。这些作用机制都可以使射精潜伏期延长。

当然，对于早泄患者来说，治疗期间应当配合心理／行为治疗，必要时选用选择性5-羟色胺再摄取抑制剂和局部麻醉药物等进行治疗。这些疗法综合应用，可以使很多患者满意度提高，部分患者停药后，仍然保持较为满意的射精潜伏时间和射精控制力。而且越早使用效果越佳，此后根据病情逐渐减少服药次数或停药。一定要摒弃不良生活习惯，打拼一族也应该给自己留点生活空间，千万别忘记按时"交公粮"，规律的性生活有助于提高男性的勃起功能，使夫妻双方性生活达到水乳交融、欲仙欲醉的境界。科学地提高勃起功能，提高健康意识，消除性生活中焦虑、自卑、紧张等情绪，恢复对性能力的自信心。多参加体育锻炼，通过运动加快身体的血液循环，男人的生殖器也同样受益，平常应养成按时休息的良好生活习惯。

3-7 早泄的病根在大脑

——是大脑控制力不足还是局部太敏感？

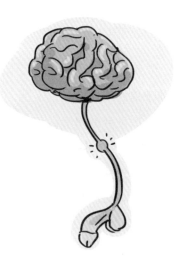

　　说起早泄，不得不说是一个很有趣而且永远也聊不完的话题，在自然生存法则中，我们这个星球上大部分生物都会出现射精过快现象。您会问为什么会出现早泄？比如在远古时期猛兽出没，我们不得不防，在交合的时候，时间长了，那就坏了，老虎在你后面要吃你，你还有心思谈情说爱无法自拔吗？肯定逃命要紧，于是快枪解决战斗，几秒钟或者几分钟！这便是生存法则，所以不得不说早泄的病根从很久很久以前就开始了！因此，早泄是由大脑控制这个结论就出来了，因为你想，如果不快点解决战斗，老虎豹子来了，就会被吃掉，有这种精神压力在，还能长久？而我们人类是从远古时期生存过来的，或多或少有一些射精过快的基因存在。

　　社会进步了，现代社会虽然没有危险，但是小两口过日子，难免有吵架拌嘴等不愉快的事情。俗话说：床头打架床尾和。男人认怂了，晚上只好用爱来安抚，可有时候你却发现心有余而力不足，脑子里总想着白天吵架、明天后天还会不会招惹老婆生气之类的事情，最后一泻千里，草草了之。于是又招来老婆的一番冷言冷语，久而久之不是身体不行，而是你的大脑发出了一个早泄信号，所以早泄的病根在大脑。

　　在讨论早泄病根之前，首先来了解一下有关射精的机制。我们说引起射精的原因，其核心大致是这样的：首先是阴茎背神经的刺激，它有分支分布于龟头、冠状沟及阴茎系带等部位，是引起性兴奋的感觉神经。当抽动刺激达到一定阈值时就有冲动的信号传入大脑皮质性兴奋中枢，进行综合分析后即把信号传入骶前的脊髓初级射精中枢，执行命令进行射精。从上述射精的机制过程中，其核心在两个部分，其一是阴茎背神经的刺激强度，也就是龟头的敏感度，敏感度越强，也就是阈值越低；其次是大脑皮质性中枢的控制能力。因此我们讨论病因及治疗方法时均以上述局部刺激量及中枢控制力作为参考要素来考虑。

第四章

五花八门话早泄

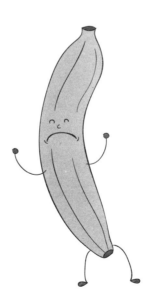

4-1 久别的"灾难"

——什么是自然变异性早泄?

　　和千千万万对异地恋一样,在北京读研究生的小张的女朋友小刘却在武汉上学。小张从小就喜欢打篮球,体格健壮;小刘脸蛋长得漂亮,身材也好。两人在武汉读大学时是本科同学,大三就建立了恋爱关系,在学校附近租了小房子同居,性生活比较规律,非常和谐美满,常成为好友闺蜜羡慕和调侃的对象。现在因为在两个城市读研,这对恋爱中的情侣只能一两个月才能见一次面。两人都处于热血青春的年纪,见面后必然如胶似漆，几番云雨，可是问题却来了。

小张每次和小刘见面后，前几次性生活射精都很快，有时甚至刚插入就射精了。随着性生活次数的增多，又能逐渐找回曾经的美好，但由于学业的原因，有时两人相聚的时间非常短暂。有几次期待已久的约会，却因为小张的草草收兵而有些败兴了。小张怀疑自己是早泄了，小刘也担心男朋友身体是不是出了什么问题。为什么本科那两年，小张状态那么好，两人那么和谐，读了研究生以后就成了这样？带着焦虑和疑惑，小刘陪着小张到医院寻求帮助，医生在详细询问病史后笑着告诉他们，小张的问题属于自然变异性早泄，是一种正常的生理现象，不用担心。通过医生的耐心解释，两人如释重负。

目前，医学界将早泄分为4类：自然变异性早泄和早泄样射精功能障碍、原发性早泄、继发性早泄。

自然变异性早泄又称为境遇性早泄，这类患者的射精时间有长有短，过早射精的情况时而出现。这类早泄不一定都是病理进程。具体特点是：①过早射精不是延续产生，产生时间没有规律；②在将要射精时，控制射精的能力下降，但有时正常，这点不是诊断的必要条件。

自然变异性早泄仅偶然发生，可能与近期性交频率、对性伴侣的新鲜感和性交环境有关。例如特别喜欢某个性伴侣，久别重逢，在一个分外激情的时间或地点性交等，都可能引起自然变异性早泄。自然变异性早泄主要依靠心理疏导消除患者的忧虑。

4-2 委屈的"超人"汪先生

——假性早泄

汪先生从某名校金融系毕业后，就进入某著名金融机构供职。凭借扎实的专业知识，敏锐的市场分析能力，还有俊朗帅气的外形和独特的人格魅力，汪先生很快就晋升到了基金经理的职位，在房价令人望而生畏的北京的二环内买了一套大房子，开着进口车往返于家、金融街和各大高端休闲购物场所之间。当然，汪先生的副驾上也坐着一名性感高傲的美娇娘。一切看上去都那么的高大上，几乎是都市男女心中最理想的生活了。

　　然而，光鲜的背后，汪先生也有难以言表的苦衷。事情是这样的，汪太太有几个交情甚好的闺蜜，也都是名媛佳丽，一起聊天的话题偶尔也会涉及性。一次，闺蜜们说到和老公或男朋友的性爱时间，有的半小时，有的 40 多分钟。汪太太本来就因为对先生的床上功夫不太满意，老公的性爱时间几乎都只是十几分钟，听闺蜜这么一说心里更加窝火了，当然嘴上还是幸福地说："我家先生差的时候也有半小时……"。然而，回家当晚就和汪先生闹起了别扭。在外自信爆棚的汪先生，遇到这样的情况心里也开始打鼓了，焦虑的情绪与日俱增。渐渐地夫妻两人间的关系也因此越来越紧张，汪先生的情绪开始明显异常，两人这才商量着一起到医院男科就诊，寻求医生的专业帮助。

　　医生听了情况，明白了个中缘由，给汪先生的诊断是"早泄样射精功能障碍"，耐心地给两位解释了病情，并风趣地告诉汪太太："您先生已经是正常男性中表现非常出色的了，闺蜜说的情况您亲眼看见了吗？您先生不需要治疗，因为医生可以把患者变成正常人，却不能把正常人变成超人。"

　　早泄样射精功能障碍的临床表现主要是射精过快。患者射精潜伏时间往往在正常范围，是患者在主观上认为自己早泄，此类早泄不能算是真正的病理过程，通常隐藏着心理障碍或者与性伴侣的关系问题。

早泄样射精功能障碍的心理特点有：①主观认为持续或者非持续射精过快；②患者自己想象中的过早射精或者不能控制射精焦虑；③实际插入阴道射精潜伏时间正常甚至很长；④在将要射精时，控制射精的能力变低；⑤用其他精神障碍不能解释患者的焦虑。

早泄样射精功能障碍除了是疾病引发外，绝大多数是由于心理因素导致的，所以射精障碍患者在生活中要注意调整好心态。过大的心理负担会加重病情，早泄的男性多半会很焦虑，担心自己的情况会更加严重，甚至开始回避性生活，过度的心理压力加重了心理负担，这也恰恰是导致早泄的主要因素。治疗射精障碍是夫妻二人的问题，女方要注意安慰、开导男方，及时进行交流，因为夫妻互相最了解，也最能互相帮助，很多通过夫妻之间按摩来治疗早泄的方法是很有效的，必要时再到正规医院寻求专业的帮助。

4-3 先天不足的男人
——原发性早泄

人生有四喜：久旱逢甘雨，他乡遇故知，洞房花烛夜，金榜题名时。而阿强已经经历过人生中的一喜：金榜题名。现在，正经历人生另一大喜事：洞房花烛夜！

阿强是一个传统保守的读书人，坚持婚前无性行为，而新婚洞房花烛夜的第一次草草了事却让他悲喜交加，记忆犹新。阿强随后用手机在网络上查询了一下，原来问题是自己早泄了，网络上的经验认为新婚早泄可能因紧张和缺乏经验而导致的，性生活规律之后就会自然好转。然而，事与愿违，随后一个月内的夫妻性生活也都不能超过 2 分钟。他又通过网络了解到包皮过长会引起早泄，发现自己确实是包皮过长，于是去医院把包皮割了。然而，接下来的夫妻生活并无明显改善，同时爱妻也开始抱怨了，争吵慢慢成为家常便饭，直到这时，他的内心才彻底乱了。

渐渐地，细心的岳母发现了小两口间关系的变化，在了解了情况之后，知道原来是夫妻生活出了问题。岳母认为是女婿肾虚的原因，就让女儿买来一堆补肾食药，天天炖给女婿吃。然而，补药不仅没有治好阿强的早泄问题，反而还使阿强出现了头晕、恶心、腹胀等不适。折腾了几个月，阿强的妻子终于没耐心了，拖着阿强到医院寻求医生的帮助。

在医院，男科医生为阿强做了相关的性敏感度检测，还详细询问了他们的性生活史，经过一系列正规的检查之后发现阿强是典型的原发性早泄患者。

那么，到底什么是原发性早泄呢？原发性早泄又称终生性早泄，换句话说，终生性早泄男性自第一次性接触开始，同所有（或几乎所有）女性发生性交时，每次都会出现射精过早的现象。有些男性在前戏时便射精，如还未插入阴道便射精，或者阴茎一接触阴道就射精。研究表明，终生性早泄可能和中枢神经系统 5- 羟色胺神经传递遗传多态性、与脑区内特异性参与射精功能调节的某些神经递质有关。

终生性早泄作为一个症候群，具有以下特征：

（1）从首次性交或其后的几乎每次性交都存在射精过早现象。

（2）与几乎每一位女性伴侣性交时，多于 80% ~ 90% 的性交事件中存在射精过早。

（3）随着年龄增长，射精过快没有改善，甚至 30 ~ 35 岁时有 25% ~ 30% 的男性早泄症状会加重。

（4）大多数终生性早泄患者几乎每一次性交在阴道插入后 30 ~ 60 秒内射精，仅 10% 左右的终生性早泄男性主诉在 2 分钟之内射精。

4-4 后天掉队的男人
——继发性早泄

　　小张和爱人是为数不多的属于由大学时开始自由恋爱到步入婚姻殿堂的一对模范夫妻，大学时郎才女貌，让人羡慕，毕业后爱人当老师，小张跑销售，过着幸福的小资生活。夫妻恩爱，感情深厚，家庭美满和谐，而现在唯一不和谐的就是夫妻生活时间过短。两人在大学时就有过性行为，当时都没有压力，小张自认为性生活时间比较理想，经常在哥们面前骄傲地说性生活能 30 分钟坚持不"泄"，"金枪不倒"。

然而婚后工作业务多了，经常出差陪客户应酬，身体慢慢吃不消，和爱人同房时开始出现力不从心的状态，射精时间逐渐不受控制，有时候一进入她的身体，短则动作几下，长则两三分钟就缴械投降，草草完事，从此再无坚持不"泄"的神话。爱人因此怨气多了，脾气大了，也渐渐对性生活失去了兴趣。小张拖着疲惫的身心、顶着男人的硬伤，通过网上搜索寻找治疗早泄的良方，背着爱人网购一些治疗早泄的"神药"，尝试各种产品，花费将近一万元，然而结果依然是早泄，性生活时间反而更短了。爱人再也无法忍受了，小张这才意识到必须要到正规医院看病了。于是，小张在爱人的陪伴下到当地三甲医院男科诊室看病，男科医生通过性敏感度及其他检查手段，并详尽询问性生活史后发现小张患有典型的继发性早泄。

什么是继发性早泄呢？继发性早泄又称获得性早泄。目前，尚未有足够的已出版成果对获得性早泄提出一个循证的定义。经过全球 71 位早泄领域的专家达成共识，国际性医学协会通过了获得性早泄定义：获得性早泄是一种发生在一个阶段正常射精表现后的男性性功能障碍，射精发生在插入阴道的 2 分钟以内，丧失控制射精的感觉，并且诱发了症状相关的压力。也就是说，获得性早泄男性在有了正常的射精经历（射精潜伏时间和控制力正常）之后，出现过早射精的现象。对性能力的焦虑、心理负担或伴侣关系问题、勃起功能障碍、前列腺炎、甲状腺功能亢进、药物或毒品的停用或戒毒过程等都可能引发获得性早泄。

获得性早泄是早泄的一种亚型，具有以下特点：

（1）发生过早射精前射精时间正常。

（2）过早射精发生在一个明确的时间。

（3）可能是逐渐出现或者突然出现。

（4）过早射精发生后，大多数或每次插入阴道后没有延迟射精的能力。

（5）受消极负面的个人情绪影响，如个人压力、烦恼、挫折的影响，逃避亲密的性接触。

获得性早泄包括器质性（内分泌的、泌尿外科的、神经生物学的）与非器质性两大类。换言之，获得性早泄是一种心理、神经、内分泌以及泌尿系统症候群，同时可能伴有其他的性功能障碍，如勃起功能障碍。事实上，获得性早泄与心理学、神经病学、激素、泌尿外科疾病以及其他性的症状有关。

第五章

快慢的界限在哪里？

——早泄的诊断标准

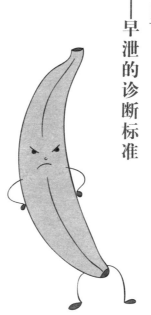

5-1 如何辨别真假早泄

——别让"假性早泄"骗了你

　　早泄，是最容易也是最难以治愈的性功能障碍疾病之一。大部分的男性一生中或多或少有过早泄，有的早泄甚至会伴随男性的一生。尽管流行病学研究表明，早泄患病率在30%左右，但其实感到射精控制能力差的男性约有75%，也就是说每十个人当中至少有七个人患有不同程度的早泄问题。当然，这其中有很大一部分可能是"假性早泄"，又称为"伪早泄"。例如：新婚，初次性生活，身体的疲劳感和异地分居的伴侣都有可能出现伪早泄。

要想正确辨别假性早泄，就必须彻底了解什么是真正的早泄。国际性医学会把早泄定义为：阴茎进入阴道后，射精总是或者通常大约在 2 分钟以内，或伴有明显困扰；阴茎部分或完全进入阴道后，射精无法推迟；伴随消极心理，如苦恼、忧虑、挫败感，避免性接触等现象。

一般来说，新婚、初次性生活、分居一段时间、工作压力大或身体不适时，发生的早泄多是假性早泄，而且通常是一过性的。因为新婚或初次性生活时男性通常没什么性经验，性生活的各个环节也没有达到充分的协调，熟练程度也较低。但是初夜，对于每个人来说精神偏偏又处于高度兴奋的状态，性器官也聚积相当数量的精液，遇到强烈性刺激之后自然会迫不及待地射精，这是一种伪早泄现象，并不能武断地称之为早泄。

同样道理，夫妻长期两地分居，性生活不规律，久别重逢后也会产生类似新婚的效应而出现假性早泄。但不少男性会因此背上沉重的负担从而影响今后的性生活。工作压力大或身体不适也是导致男性产生假性早泄非常常见的原因。由于精神压力大或身体不适，使男性身体的各方面的功能都或多或少的受到一些影响，进而在同房时出现了早泄的现象。

除了上述主要原因外，导致假性早泄的心理原因还有很多，比如婚前同居时居住私密条件差、担心怀孕、唯恐失败、女方过于强势、女方追求时间过长等。这些都是不良和负面的影响，通常会导致假性早泄的发生。

因此，性生活时正常男性偶尔出现射精快的现象，不足为奇，并不能因此而武断地认为是早泄。如果自己总背负沉重的心理压力，往坏处想，担心下次还会发生这样的情况；或者是妻子过于抱怨或责备，哪怕只是冷言冷语，都可能导致男子精神压力加重，造成心理上的恶性循环，以至于问题反复出现，最后可能变成了真正的早泄患者，甚至还会导致其他性功能障碍的出现。从某种程度上说，有些早泄可能是性技巧或双方关系不够和谐造成的。那么，通过双方的沟通，通过共同学习提高性技巧、掌握性技巧，早泄问题其实是完全可以治疗的，纯粹由心理因素造成的早泄也是可以完全治好的。

5-2 快慢的界限在哪里?

——早泄诊断的三要素

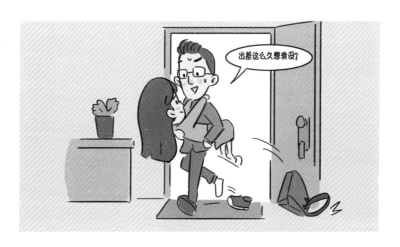

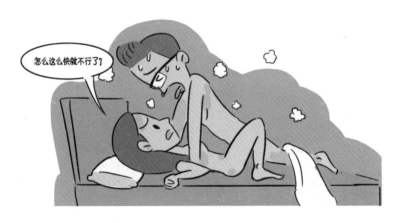

　　32 岁的小张，正是而立之年的壮小伙子，受夫妻间性生活不和谐的困扰，到医院寻求男科专家的帮助。小张告诉医生，最近一年的时间里，每次与爱人同房的时间都特别短，最近半年同房的时间连 1 分钟都不到，所以怀疑自己早泄，或许是某些更严重的男科疾病。在进一步询问了解了小张的情况之后，了解到他与爱人结婚 5 年了，有一个可爱的女儿，原本夫妻性生活还比较和谐满意，每次同房时间在 10 分钟左右；但最近一年因为在外地工作，夫妻分居两地，小张一两个月才能回家一次，每次只能待上三五天，就这三五天的恩爱时间本应该好好享受的，结果反而事与愿违，夫妻间的性生活时间越来越短，最后甚至一两分钟就草草收场；小张发现自己再也不能很好地控制射精时间了，心理负担越来越重，性生活越来越不和谐，仿佛形成了一种恶性循环，爱人意见越来越大,自己也很苦恼。

这种情况,是不是就可以诊断小张有早泄的问题呢?

早泄在男性群体中的发病率很高,占成年男子的 30% 左右,是困扰男性朋友的一种常见的射精障碍疾病。

在我们诊断一位男性朋友存在早泄的时候,需要同时满足三个条件:其一,在性生活过程中射精潜伏期短,一般从阴茎插入到射精的时间在 2 分钟以内;其二,是在性生活过程中男性缺乏控制射精的能力,在没有想要射精之前便射精了,不能延长性生活的时间;其三,是这样的现象给患者或其性伴侣造成了苦恼以及人际关系障碍。

小张的情况表明他已经符合了早泄的"三要素":与爱人同房时间短,不能控制射精,对于房事还有很大的心理负担,而且这种情况已经影响了他自己与爱人的关系,所以我们可以诊断小张存在早泄的情况,他应该接受专业的治疗了。

5-3 诊断早泄的 ABC

——早泄应该做哪些检查？

虽然早泄的诊断主要依据病史和性生活史，但是在首次就诊时应该进行简单、全面的检查，排除可能存在的危险因素或共病。这些因素会引起早泄、加重早泄或者是早泄的并发症。当然，是否需要进行这些检查应该由具有早泄诊疗经验的男科或泌尿外科医生依据患者的具体情况来选择。首先依据病史和性生活史对早泄进行分类可以为后续的检查提供很好的线索。

1. 专科体格检查

体格检查是最初评价早泄所必需的，以便鉴别早泄或其他性功能障碍，尤其是与勃起功能障碍有关的基础疾病。早泄与勃起功能障碍是常常伴发的疾病。这些检查包括男性第二性征、阴茎、睾丸与附睾的检查，有时甚至需要进行前列腺、精囊彩超检查。

2. 尿液检查

当怀疑存在尿道炎时应该首先进行尿常规检查，以排除存在泌尿系统感染的可能。如有必要再进行尿液的细菌培养和支原体、衣原体、淋球菌等检查，以判定致病菌。

3. 前列腺液检查

当怀疑存在慢性前列腺炎时，需要进行前列腺液常规检查，主要通过检查前列腺液的 pH 值、卵磷脂小体、红细胞、白细胞的数量来判断前列腺是否发生炎症及其程度，如有必要再进行"四杯法"或"两杯法"的细菌培养诊断程序。尽管前列腺炎与早泄之间因果关系和机制不明，但目前研究认为前列腺炎可能是早泄的危险因素之一，应该给予恰当的检查和治疗。

4. 血液性激素检查

血液性激素水平改变可能导致早泄或不射精症，并且和勃起功能障碍存在关联，合并存在勃起功能障碍时推荐进行睾酮、泌乳素等性激素水平检测。

5. 甲状腺功能检查

虽然甲亢是早泄的危险因素之一，但并不推荐对早泄患者常规进行甲状腺功能检查。有症状的甲亢通过临床观察（易怒、震颤、盗汗）和心率监测很容易发现，确有必要时再进行甲状腺激素水平检测。

6. 神经生理检查

神经生理检查包括阴茎震动感觉度测定、阴茎背神经躯体性感觉诱发电位测定等，一般不做常规检查项目。

谈了以上这么多需要选择性进行的检查项目，您可能会眼花缭乱，无从选择。没关系，不用费思量，把问题留给您的医生，迈出第一步，走进医生的诊室，告别"匆匆那年"。

5–4 自测早泄
——早泄的自我诊断标准

尽管早泄的确切定义在医学界尚有争议，但是目前普遍认为早泄具有以下三要素：

①总是或几乎总是在插入阴道之前或插入阴道 2 分钟之内射精，或者从第一次性经历开始就存在或射精潜伏期发生了新的令人焦虑的改变之后；②所有或几乎所有阴道插入不能延迟射精；③个人的消极后果，如痛苦、烦恼、挫折感和（或）避免性亲热。

判断是否早泄可以从上述三要素，即时间、控制、痛苦方面进行评估，这其中控制要素尤为重要。

判断早泄的第一要素——阴道内射精潜伏期，它是指阴茎插入阴道到射精的时间间隔，可以用秒表来测量或自我估计。因为秒表测量实际很难操作，临床上多采用自我估计。但研究发现，大约38%的患者自我估计的时间间隔比秒表测量要长，而实际低估自己的仅为14%。为了提高自我估计的准确性，可以默数阴茎在阴道内的抽动次数来估算。生活中也可以采用一些小窍门来增加判断的准确性，如特定时长的音乐、广播，甚至有喜欢自拍"爱爱视频"的可以事后根据录像准确测定。最近，英、美等5国的研究报道阴道内射精潜伏期的平均中位时间是5.4分钟。而80%～90%的终生性早泄的男性射精潜伏期都小于2分钟，10%～20%介于1～2分钟。

早泄评估第二要素——射精控制力的问卷是早泄诊断量表（见下表）。问题简短，使用方便，是怀疑有早泄患者的实用和有效的诊断工具。如果您有早泄问题的困扰，可以先自行使用早泄诊断量表评估，再请男科或泌尿外科专业医生帮助分析。

评估第三要素——消极负面的情绪为主观评估，使用各种心理情绪量表可以评价早泄对性生活满意度的影响程度。

通过以上三要素，简简单单几分钟的时间，您自己就可以初步判断有无早泄。如果有这方面的问题或困扰，您可以到男科或泌尿外科医生处就诊，通过专科医生详细询问病史、性生活情况，检查可能存在的发病因素等进一步明确诊断。

表2 早泄诊断工具量表（评分标准）

问题	0	1	2	3	4
1. 性生活时您延迟射精的困难程度如何？	没有困难	有点困难	中等困难	非常困难	完全无法延迟
2. 先于您本人意愿射精的可能性为多少？	（几乎）没有（0）	不经常（25%）	近半情况下（50%）	多数情况下（75%）	总是／几乎一直（100%）
3. 是否受到很小的刺激就会射精？	完全不（0）	不经常（25%）	近半情况下（50%）	多数情况下（75%）	总是／几乎一直（100%）
4. 您是否因射精太早而困扰？	完全没有	有点困扰	一般	很困扰	非常困扰
5. 是否关心您的射精时间可能让配偶不满？	完全没有	有点关心	一般	很关心	非常关心

如果总得分≥11，表示存在早泄问题（射精控制功能障

碍）；总分在 9 ~ 10 之间，表示可能存在早泄问题，如果总分 ≤ 8，不存在早泄问题。

如果你的总分在 9 分以上，建议你到正规医院的泌尿外科或者男科门诊做进一步诊断治疗；如果总分在 8 分或以下，那么恭喜你：你不是"快男"！

当然，不是说你得分在 9 分以上就肯定患了早泄，量表只是一个筛查的工具，专科医生还需要结合"阴道内射精时间""情绪指数"等来作出综合评估和诊断。

第六章

治疗早泄有方法

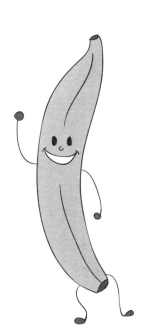

6-1 如何治疗早泄？

打开网络，打开报纸，你可以看到铺天盖地的宣传如何治疗早泄的广告。这里面，几乎百分之百是虚假的广告，带给患友们的是错误的信息和虚假的夸大，误导了无数的男性朋友。一方面，这反映了我们国家的性观念有待提升；另一方面，期望用科学的性观念纠正错误的性观念，引导大家认识早泄，从而有效治疗早泄。

没有正确的诊断就无法导向正确的治疗。如前面章节所述，原发性早泄射精时间小于 1 分钟，继发性早泄射精时间小于 2 分钟，可诊断为早泄；而原发性和继发性的区别在于是从第一次就不能控制射精还是最开始是正常的或是有好有坏到后来却不正常了。作为患者，在治疗早泄前一定要明确诊断，诊断时必须考虑到各种影响因素，这样才能正确的治疗。

网络上有很多广告类似某某神针一针见效！印度神油一抹见效！这样的宣传语你信吗？反正我不信。无论什么治疗都必须有科学依据，要对症下药。

早泄治疗的对症下药就是要在鉴别诊断其他疾病的基础上，区分好不同类型。所以配合医生的问诊是必需的。要详细地回答关于性生活史以及所遇到的问题，医生了解得越全面，才能把握越全面，治疗才能越有针对性。所以，患者要放下心理包袱，和男科医生做朋友，相信医生不但可以保守你的"秘密"，最终还可以治愈你的疾病。

判断清楚早泄类型后才可以治疗。对原发性早泄，多数人没有特殊原因，不需要特殊检查，因此，一去就说与前列腺炎有关，与包皮过长有关，要做一大堆检查和治疗，这是某些不规范医院干的事情，利用查找所谓的"病因"来骗钱渔利。而相对继发性早泄，则需要完善各项检查以明确病因，这样才能做到对症治疗。

说到治疗，早泄治疗首先需要改变观念。我们的治疗目的不仅仅是延长性交时间，更重要的是提高掌控力，增加男女双方的性生活满意度。完整的性爱包括性前戏、阴道内性交和性后戏三部分。研究表明大多数夫妇认为最合适的阴道内性交时间为 7 ～ 13 分钟。性生活时，双方要心情放松，延长"性前戏"的时间，如亲吻、抚摸等，施以丰富和温柔的刺激，以提高伴侣达到性高潮的概率，这远比单调的抽插运动更有效。时间不是决定性爱质量的关键因素。性伴侣之间感情的融洽，坦诚的交流，互相了解双方的性敏感区域，尽可能多一些性前戏和性后戏，这些都有助于改善性生活满意度。即使偶尔出现早泄，男方也不要恐惧和焦虑，女方更不应责备和埋怨，而应表示理解，从而为下次性生活打下良好的基础。

其次，要认识到早泄是一个需要治疗的慢性疾病，不可一蹴而就。在药物和行为治疗的帮助下，多数是可以慢慢恢复的。所以不要相信所谓的神医和快医，不要相信一刀根除的"神话"等。

具体治疗大致如下：

1. 去除引起早泄的病因

过度手淫容易引起早泄，适当手淫增益健康。所以，我们反对的是频繁手淫，青春期每周不超过 2 次即属正常，另外手淫不要过于剧烈，环境要宽松整洁。泌尿生殖系统炎症，如附睾炎、前列腺炎、精囊炎等都可能导致男性生殖系统过于敏感，引起早泄，这需要在专科医生指导下，服用抗生素治疗。骨盆骨折导致交感神经节损伤，泌尿生殖系统感染会引起早泄，另外糖尿病、高血压、肝功能损害等疾病也可能诱发早泄，这时应在治疗早泄的同时治疗原发病。

2. 心理治疗

针对很多存在心理问题病因的患者，可以采取心理干预治疗。心理治疗需要夫妻双方互相配合，对双方进行相关性知识、性心理教育，以解除夫妻双方在性生活中的各种不良情绪。有很多证据支持性心理治疗和药物治疗相结合的疗效的确切性，但是单一的心理治疗对早泄患者的有效性还不是很确切，尚待进一步的研究。

3. 行为治疗

掌握性技巧，可以通过性交体位的改变来延缓射精；可以通过减轻性交中的抽动力量以及激烈程度，间歇性抽动或间歇性插入等，可以适当延缓射精；或多戴几层避孕套，以减低阴道对阴茎的摩擦和阴道收缩时对阴茎的刺激，从而达到延缓射精的目的。

停止—再刺激方法：停顿与开始疗法，在性生活中，当阴茎处于勃起及有射精紧迫感的时候，立即停止性交，待射精紧迫感消失后再重新开始性生活，这样反复几次后射精。

阴茎"挤捏"技术：阴茎挤捏法，女方反复刺激阴茎，当男方有射精紧迫感时，用挤捏法使阴茎疲软，再进行性刺激，反复多次后再射精，通过此方法可以提高患者对性刺激的耐受性，使得射精时间延缓，其需要夫妻双方持久紧密的配合。

4. 药物治疗

药物治疗根据使用的途径，可以分为外用药和口服药。应用于临床较早的是复方利多卡因乳膏，在性交前将药物涂抹在阴茎头，于性交开始前擦干净并戴避孕套。而随着对早泄发病机制的基础研究，口服药的治疗也有了一定的发展，主要有选择性 5- 羟色胺再摄取抑制剂，部分中成药也有一定治疗效果。

选择性 5- 羟色胺再摄取抑制剂是一组抗抑郁药，在治疗抑郁症时发现部分患者出现射精延迟、性高潮延迟等影响性功能的不良反应，利用其治疗抑郁症的副作用来治疗早泄。常用药物包括舍曲林、氟西汀、帕罗西汀、达泊西汀等，这些药物能提高患者及性伴侣的性生活满意度，其常见不良反应是疲乏、头晕、恶心等神经系统和消化系统的症状，还可能引起阴茎勃起功能障碍，这些不良反应不需要特殊处理，于停药或减量后症状缓解。

中华民族医学分支的维吾尔医学中，也有较多改善性功能的药品，其中治疗早泄方面比较有代表性的药品有"伊木萨克片"，据史书记载其应用已有980余年历史，现代循证医学研究也证实其对于早泄疾病有明确治疗效果。

5. 局部用药

主要为局部麻醉药，可于性交前涂在阴茎头，通过局部麻醉作用来延长射精潜伏期。

总而言之，早泄对于患者和男科医生都是挑战。患者必须要卸下心理包袱和医生讨论自己的隐疾，而医生则要认真听取患者的诉说，并进行必要的检查，以了解导致早泄的真正原因，是器质性原因还是心理层面的原因，是患者自身因素所致还是社会文化背景的问题等。如能做到对因治疗，早泄自然会逐渐好转，性生活的扫兴或阴影自然就会荡然无存了。

6-2 早泄的心理疏导
——心理辅导治早泄

早泄治疗效果如何取决于很多因素，因为性功能障碍在相当程度上是受精神因素影响，因此对早泄患者进行适当的心理治疗显得尤为重要。心理治疗需要两个配合，一是夫妻之间的配合，二是医生与患者之间的配合。首先对夫妻双方同时进行性知识、性功能的再教育，要向他们讲解相关的解剖、生理、心理知识，以消除他们对性行为的无知和误解，找出患者焦虑和害怕的原因，所以双方必须同时就诊，同时接受医生的指导，这样才能准确地了解到各方的感受和愿望。

双方同时就诊还能避免对医生安排的治疗方案和建议的遗漏，或产生某些偏见或误解，同时也保证双方切实清楚治疗建议的实质性内容。

一旦对性行为产生了畏惧与焦虑等心理障碍，单纯的劝告往往无济于事。所以，要指导患者对各种心理障碍加以认识，了解它如何起干扰作用，才能逐步克服障碍。最好的办法是通过行为疗法加以训练，告诉患者把注意力集中在房事时的爱抚和心理刺激上。一旦患者知道如何把注意力集中到性欲表达上，他就会逐渐忘掉焦虑与畏惧的心理。

要解除性行为对患者的压力，首先要搞清楚压力来自何方。这种压力可能来自女方，也可能来自自身，如企图扮演一个真正男子汉角色，但又力不从心。因此，一定要避免在存在种种压力的情况下急于追求性交成功。决不能图一时之快，而要坚决恪守循序渐进的原则，坚持阶段练习目标，不要急于进入下一阶段，否则会前功尽弃并出现畏惧心理。只有这样，才能使患者的神经系统得到调节而兴奋，逐步进入正轨。

夫妻之间一定要通力合作，密切配合，艰苦与共，要互相关心与体谅。夫妻中某一方的行为和态度常会影响到对方的性表现能力和对性的满意程度。当男方有困难时就特别需要妻子的关心、体贴、鼓励，哪怕是微小的进步也要珍惜。切忌讽刺、挖苦、嘲笑、恶语相加，那将无异于在重创的心灵伤口上又添上致命的一刀。经过实践治疗，患者会逐渐体验到与伴侣分担痛苦、共享快乐的愉快，体验到如痴如醉的情感交融的幸福。

那么，年轻人早泄如何进行心理引导？统计表明，大多数年轻人早泄都与心理因素相关，真正伴有器质性病变的只占早泄的很少一部分。由于年轻人缺乏经验及对性的正确认识，他们自卑、敏感、焦虑，甚至缺乏自信，久而久之就形成了早泄。因此，要采取一定的方法，如暗示、转移或厌恶疗法等，矫正一些错误的性观念，消除焦虑，进而达到初步治疗的效果。具体注意以下几个要点，多数早泄会离你而去。

1. 要充分相信自己的性能力

早泄会使妻子的性要求得不到满足，所以早泄的年轻人会感到很内疚、很无能，如果连续出现几次早泄，不少年轻人就会开始担心自己的性能力。这种担心对于性生活的影响非常大，常常会导致精神性阳痿。几次早泄并不说明你的性能力有问题，而是由于你没有调整好自己的状态，这些问题是暂时的。

2. 不要担心早泄会发展成为阳痿

早泄的男性多半会很焦虑，担心自己是否会进一步发展为阳痿，甚至开始回避性生活，每次性生活的时候都很担心是否会发生早泄，而这些心理负担恰恰是导致早泄的主要因素。几次早泄并不代表着什么，疲劳、过于兴奋都能够造成早泄，调整好自己的身体，大多数早泄是可以避免的。

3. 不要担心自己的身体

很多年轻人一出现早泄就怀疑自己肾虚，于是到处购买各种补药，听信江湖游医的谎话，结果经常补得鼻孔出血、牙龈红肿，出现上火现象。其实绝大多数年轻人什么都不虚，根本没有必要进补，即便要进补，也要在医生的指导下进行。

4. 夫妻双方多进行交流

性生活是夫妻二人之间的事情，需要夫妻双方互相配合，以解除夫妻双方在性生活中的各种不良的情绪，给双方建立一个良好的信心。如果你出现了早泄，你的妻子就是你最好的医生，她最了解你，也最能帮助你，关键是你要及时和你的妻子交流，让她了解你的处境和感受，共同探讨解决问题的方法。

6-3 "挤捏"技术也要内外兼顾

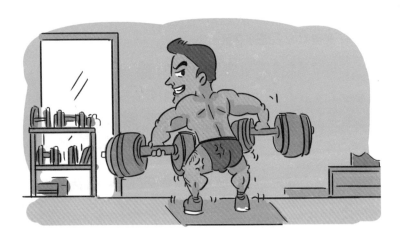

　　早泄是最常见的性功能障碍，也是泌尿男科门诊最为常见的疾病。射精控制力的降低以及阴道内射精潜伏时间的缩短严重影响了伴侣双方的生活质量。

　　目前已经有很多种药物，包括局部麻药以及多种 5- 羟色胺再摄取抑制剂可以有效治疗早泄，但是很多患者因为各种原因不愿接受药物治疗，而且多数患者并不接受这种"吃药有效，停药无效"的治疗结果，一直有患者在追问我们是否有更安全的康复治疗方法。

　　"挤捏"技术是治疗早泄的经典方法之一：在即将射精的时候，抽出阴茎并挤捏龟头使射精的感觉消失。这种方法有效的原因在于可以抑制球海绵体肌的非自主收缩（射精）。这是一个较为烦琐的方法，需要中断性交，而且需要伴侣的配合。

　　同样的结果可以通过更为巧妙的方式获得。早泄患者可以通过降低性交速度，暂停骨盆运动，并且持续地收缩盆底肌直到射精感觉消失。这是一种内在的"挤捏"而不是用手外部挤捏，但是可以获得同样的结果。通过足够的练习，以及经常的盆底肌肉训练，充分锻炼盆底肌肉，可以有效改善早泄。

　　已知盆底肌肉的自主收缩可以控制射精，而盆底肌肉收缩力的下降会降低控制射精的能力，那么如何锻炼盆底肌肉呢？

盆底肌肉的锻炼很容易学，简单讲就像"提肛"或者主动控制排尿一样：逐渐收紧盆底肌肉，坚持收紧5秒钟，然后放松5秒钟，这样就完成了一个练习。练习时，从10个开始，逐渐增加到50个，这就叫作一个回合。建议每天练习2~3个回合，即100~150个收紧—放松动作。同时配合呼吸，即收缩肌肉时吸气，放松肌肉时呼气，效果更佳。

盆底肌肉的锻炼在任何时候、任何体位都可以进行，别人根本无法觉察。锻炼盆底肌肉不仅可以有效治疗早泄，对于勃起功能以及高潮控制均有显著的改善作用，而且没有明显的副作用，值得推广。

早泄还有行为疗法，行为治疗是早泄的有效治疗方式，方法有多种，常需要几种方法的联合治疗才能取得好的效果。

对于患者本人来说，首先要做的是放松训练和耻骨尾骨肌训练。性唤起是建立在兴奋基础之上，多数通过与性伴侣的身体接触等性刺激产生。但是对于早泄患者需要把注意力集中到自己的躯体感觉上，比如说阴茎龟头的快感。这种通过自我关注的性唤起模式，比通过性伴侣相互影响的性唤起模式更有助于患者的生理性放松。所以早泄患者要想学会控制射精就尽量先把注意力集中到阴茎龟头的快感，而不是性伴侣的乳房或性幻想上。耻骨尾骨肌对于控制射精有一定作用。在排尿时先排出部分尿，然后憋住，再排、再憋住。这种方法就锻炼了耻骨尾骨肌。在闲余的时候可以通过踮脚尖那样站起，用力收缩双腿、臀部和排尿的肌肉来锻炼，每次做十几个来回，每天锻炼 3～5 次，就会有很好的效果。

还有需要性伴侣配合的方法，这里介绍两种：

停止—再刺激方法可使男性通过调节手淫强度（即性唤起强度）练习来达到延长与性伴侣性交时间的目的。这种方法首先需要患者通过手淫来了解自己即将射精的感受和需要的强度，然后减弱强度来学会控制射精的能力。经过 5 次左右的成功训练，可以采取女上位（这种体位可以帮助男性更有效的放松）将阴茎插入阴道，然后配偶使自己身体慢慢起伏，以便使阴茎有抽动的感觉。当男性有要射精的感觉时，可以要求女性停止动作，自己则一直关注阴茎的感觉，直到射精欲望减退为止。经过反复练习，患者能够适应这种水平的刺激之后，就可以练习阴道内插入的抽动练习。然后可以尝试不同的体位，直到能够在性交中完全可以控制射精。

挤压法体位采取男性仰卧位和配偶半坐上位，对患者阴茎进行按摩刺激或性交，当患者有要射精感觉时停止刺激或性交，配偶用拇指和其他指头夹住阴茎龟头部，拇指压在阴茎系带处约 3 ～ 4 秒，如此挤压，半分钟后射精反射消失；也可用拇指和食指夹住冠状沟处，力量以患者感到轻度疼痛为佳，直到射精欲望减退为止。然后再继续进行性交，每天练习 4 ～ 5 次，可以提高射精阈值，达到治疗效果。

无论哪种行为治疗都贵在坚持，要相信控制射精的能力是可以练出来的。

6-4 提高射精门槛的技巧

——性生活技巧指导

郝先生今年 23 岁，重点大学金融系毕业，在一家外资企业担任项目主管，年少时由于懵懂无知，受到不良影视刺激，导致有了频繁的手淫习惯，至今已有 7 年，刚开始手淫时每天 4 ~ 5 次，近几年逐渐减少，每月 2 ~ 3 次，有时做梦的时候也会伴有梦遗的症状；有了女朋友以后，在多次行房事时虽然可以勃起，但刚进去没 1 分钟就射精了，让郝先生感到非常苦恼、尴尬、不自信。后来郝先生偕同女友在一家医院治疗，并且口服了医生开的治疗早泄的药物之后，自觉疗效明显，可惜好景不长，停药后又恢复原状，更是加重了郝先生的心理顾虑，担心自己以后的人生会变得一片灰暗！可以说早泄摧毁了男人自信、干扰工作，更是影响了夫妻间的和谐关系。

那么对于这个患者，他应该如何治疗呢？除了药物是否还有其他办法帮助他摆脱早泄的困扰呢？这也是很多朋友关心的话题。其实早泄的治疗不能单一，在药物治疗的同时应该予以心理以及行为治疗。

早泄通俗地讲就是患者射精时的阈值太低，以至于过早射精，阈值是指刺激的强度界限，好比"门槛"，如果门槛过低，就很容易跨过。造成阈值低的原因简单讲是由于大脑和阴茎局部的敏感性过高，所以治疗早泄就是抬高"门槛"，提高阈值，降低敏感性。

解决这种现象的方法很多，如心理咨询或疏导、性生活技巧指导、药物治疗、去除原发疾病等多种方法，多数情况下患者可以在家自我治疗恢复。

首先夫妻要相互体贴、消除一切焦虑因素，双方均要认识到性生活是彼此的共同需要，做到互相帮助，女方要参与治疗，最终实现"性福"生活。

教给大家自己治疗的一些性生活知识、方法与技巧，指导其性行为，可使部分患者康复。

方法如下：

1. 性感集中训练：是以逐步增加对阴茎感觉的分辨能力为前提的治疗手段，适用于因负疚、不安（如对既往手淫史的担心）、对性生活失去信心等精神心理原因引起的早泄。这是美国电视剧《性爱大师》中谈到的美国的性学家，通过不断的改良，形成的性感集中训练方法。具体方法如下：

（1）非生殖器性感训练：夫妻双方在不受任何干扰的情况下，集中精力，避免一切与治疗无关的话题，轮流爱抚对方性感带以外的身体其他任何部位，重点体验爱抚身体所带来的快感，以消除对性行为的恐惧、不安和压抑感，使夫妻双方树立信心和亲密感，自然而然地达到性唤起。这一过程需要 1～2 周，其间不得性交。

（2）生殖器性感集中训练：爱抚范围扩大到双方的性感带，女方可触摸男方生殖器部位，当男方性快感过高，有射精意图时，应及时中止。记住不得进行性交。这一过程需要 1～2 周，待效果巩固后可尝试性交。

（3）动—停训练：性交时插入、抽动过程应缓慢进行，当男方觉得出现射精"意识"时，应减慢或停止阴茎在阴道内抽动的幅度和频率，并采取一些分散注意力的语言交流或其他行为，往往可以淡化射精意识，然后再开始新一轮的阴茎抽动，并不断重复这个过程，直到夫妻双方均满意后射精。

2. 对于年轻的患者，可以通过增加射精次数来延长性生活时间。先采取手淫的方法射精后，再进行性生活，这样第二次射精出现的时间会明显延缓，当然这种方法只是暂时的一种对症方式，不利于早泄的整体康复，同时这种方法也不适宜性功能低下的男性和呈衰退趋势的中老年患者。

3. 使用避孕套：有了避孕套，就等于给敏感的龟头穿上了一件"衣服"，使其受到的刺激明显减弱，从而达到延缓射精的目的。

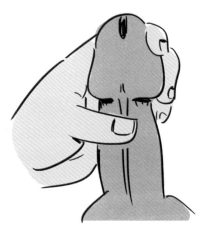

4. 还有一种脱敏的行为治疗方法，称为"挤捏"技术，是通过一种手法，使阴茎在受到刺激的情况下控制射精，重

新建立较高的射精"阈值"，让阴茎逐渐耐受较强的性刺激。即通过（最好由妻子来完成）各种手法，不断刺激阴茎，当产生射精感觉时，用双手挤捏冠状沟底部 3 ~ 5 秒，或用双手向下牵拉睾丸，20 ~ 30 秒后可以让性冲动和射精紧迫感减弱或消失，稍后再重复。每周 2 ~ 3 次，每次持续 20 ~ 30 分钟，连续训练 3 ~ 6 个月，有助于克服早泄。

上述方法无效情况下，可采用药物治疗，如使用或服用必利劲、舍曲林，阴茎龟头局部应用表面麻醉剂、药物等进行治疗（注：药物治疗需遵医嘱，在医生的指导下用药）。

6-5 外用药物治早泄

随着人们性观念的变化，性生活的质量对伴侣关系的影响日益受到重视。早泄是男性常见的性功能障碍疾病之一，一般认为其患病率为 20% ~ 30%。早泄人群如此广大，以至于现在随便在网上一搜，就能搜到很多声称具有延时作用的喷剂、油、膏甚至湿巾等。那么这些产品究竟有没有用呢？

我们先来看一下医学上如何治疗早泄。早泄的治疗包括心理与行为治疗，药物治疗及手术治疗等。成年男性受到射精过快的困扰，其中不少情况是由于心理因素引起的，因此其治疗方法应当包括性生活指导、心理干预等，减轻焦虑、提高自信。整体来说心理与行为治疗有一定疗效，但多需要女方长期密切配合，很多患者难以坚持从而影响了远期疗效。

目前治疗早泄最常用的方法就是药物治疗。药物治疗中以 5- 羟色胺再摄取抑制剂和局部麻醉药物最为常用。局部麻醉药物治疗早泄始于 1943 年，是最早用于早泄治疗的药物之一。常用的药物包括利多卡因喷雾、SS 乳膏、利多卡因—丙胺卡因乳膏、达罗克宁—前列地尔乳膏等。这些药物可以降低阴茎头敏感度，延长阴道内射精潜伏期，而且不会对射精造成影响。使用方法一般是与女方确定房事的时间，提前在房事前 20 ～ 30 分钟，清洗外生殖器，将药物均匀涂抹在阴茎头及冠状沟，轻轻涂抹可以作用更好，从而达到治疗的效果。房事前再清洗阴茎头或者戴上安全套，避免在房事时将药物带入女性阴道从而降低女性快感。有研究显示局部麻醉药物治疗早泄有效率可达 80%。

与全身治疗相比，外用局部麻醉药物治疗具有一定优势，可以按需使用，且很少发生全身性副作用等。不足之处是过高剂量的药物会导致阴茎头麻木，快感下降，伴有勃起功能障碍者可能会因此加重勃起困难；部分药物起效慢，使用时需要计算用药时间，性交前要洗去，这样会使性生活中断，影响体验。另外，对药物过敏或者局部皮肤黏膜破损者不应使用。市面所售的延时喷剂，部分产品存在成分不明、疗效不够确切、售价偏高的情况，使用外用药物治疗早泄应在医生指导下进行。

6-6 抗抑郁药物治早泄，对吗？

刘先生结婚多年，夫妻感情一直很好，相敬如宾。然而平静的外表下隐藏着危机：从年轻时候开始，刘先生每次性生活的时候都是很快就射精了，最近半年几乎不到一分钟就射精。虽然妻子从来没有说过什么，但眉宇之间的不满与焦虑却日益显现。刘先生再三考虑之下终于来到男科门诊，经过医生的详细问诊和检查，他被诊断为早泄。医生给开了百忧解。刘先生困惑了，百忧解？这不是抗抑郁药吗？就算我最近心情不好，也还没到抑郁症的程度吧，而且不良反应还那么多，不会是开错药了吧？

医生开错药了吗？

其实，百忧解的确是临床常用的抗抑郁药，但同时也是治疗早泄的常用药之一。按照药理学分类，百忧解属于 5- 羟色胺再摄取抑制剂。这类药物可以用于治疗抑郁症和焦虑症。后来人们发现在治疗抑郁症和焦虑症的过程中，这类药物有延长射精时间的作用；尤其是最近 20 年来，有越来越多的研究证实 5- 羟色胺再摄取抑制剂可以有效治疗早泄。究其原因，中枢神经系统的多巴胺能系统对射精有促进作用，5- 羟色胺对射精有抑制作用，百忧解等 5- 羟色胺再摄取抑制剂可以通过抑制 5- 羟色胺被吸收，提高 5- 羟色胺的浓度，从而达到延迟射精的作用。目前，5- 羟色胺再摄取抑制剂已经成为早泄治疗的首选药物之一，临床上常用的有氟西汀、舍曲林、帕罗西汀等。50% 左右的男性患者使用这类药物以后都能达到或接近满意的射精延迟效果。所以医生用抗抑郁药治疗早泄不足为奇。

要使用多久？

通常口服 5- 羟色胺再摄取抑制剂 5 ～ 10 天后开始起效，此时患者会感觉到射精时间延长、控制力增强，但完全起效通常要 2 ～ 3 周的时间。为了保证疗效，建议持续使用。同时，长期或者较大剂量服用 5- 羟色胺再摄取抑制剂，要警惕停药综合征的发生。5- 羟色胺再摄取抑制剂停药综合征是指长期或者大量服用药物，突然停药或者大剂量服用减量后 3 ~ 4 天出现的自主神经症状。因此，长期大量使用 5- 羟色胺再摄取抑制剂的患者确定要停药的时候要注意逐渐减量，不可一下子就停药。

这些药有不良反应吗？

很多患者担心抗抑郁药会有不良反应。其实 5- 羟色胺再摄取抑制剂属于新型抗抑郁药，与传统的三环类抗抑郁药相比，不良反应已经少了很多。常见的不良反应有乏力、疲倦、打哈欠、口干、恶心、腹泻、出汗、性欲下降、性快感消失或者勃起障碍，但一般较为轻微，多数人可以耐受。而且这些不良反应通常在用药的第 1 周出现，持续治疗 2 ~ 3 周后消失。

尽管抗抑郁药已被广泛用于早泄的治疗，部分患者使用后对延迟射精也有一定的效果，但至今为止，尚没有一种抗抑郁药获得早泄治疗的适应证。也就是说，抗抑郁药治疗早泄并没有获得权威部门的许可，属于超范围用药。最后，告诫广大患者在应用抗抑郁药治疗早泄一定要在医生指导下使用，不可盲目用药。

6-7　有专治早泄的药物吗？

目前有一种新型的 5- 羟色胺再摄取抑制剂——达泊西汀（必利劲）。这是目前唯一一个被国家食品药品监督管理局批准用于治疗早泄的药物，其特点是起效迅速，可以按需服用，一般性生活前 1 ～ 3 小时服用即可，药物代谢迅速，很大程度上避免了不良反应，也成为目前临床治疗早泄中使用最为广泛、效果最好的治疗药物。

达泊西汀的主要适应证是治疗早泄，以及因早泄导致的个人苦恼及人际交往障碍。与传统抗抑郁药需要服药 5 ～ 10 天才开始见效不同，首次按需服用达泊西汀即可见效。而且随着用药次数的增加，疗效还有进一步增长的可能。

　　与大部分抗抑郁药治疗早泄一样，服用达泊西汀后有部分患者的疗效不理想，或离期望值还有一定的距离，这时应根据医生的建议，在不良反应可耐受的前提下增加达泊西汀的用药剂量，以获得更佳的治疗效果；同时在服用期间，可联合性技巧训练、停止—再刺激方法或"挤捏"技术等行为疗法，延长射精时间的效果会更好。

6-8 使用治疗早泄的药物会影响生宝宝吗？

——吃了早泄药，爱爱要不要戴套？

早泄一直以来缺少客观统一的定义，加上不同的地域、文化、宗教信仰、种族和社会地位等可能影响早泄的患病率，因此目前还没有关于早泄的确切的流行病学资料。一般认为，早泄是常见的射精功能障碍，也是成年男性常见的性功能障碍之一，其患病率一般在 20% ~ 30%。广大早泄患者中不可避免有相当一部分人有生育要求。早泄治疗常用的药物包括5- 羟色胺再摄取抑制剂，这同时是一类抗抑郁药，通常需要长期服用且不良反应较多。有生育要求的患者常常会担心其对精子有影响。那么事实究竟如何？

目前对于5-羟色胺再摄取抑制剂是否会影响精子质量，相关研究很少，因此并不完全明了。但为保险起见，对于打算怀孕的患者，应当逐渐减少药量，并停止服用此类药物一段时间。由于精子的更替需要一段时间，建议停药后3个月以内使用安全套，此后才可以怀孕。需要说明的是，目前并没有任何确凿的证据证明5-羟色胺再摄取抑制剂对精子质量有影响，停药只是为了避免可能出现的影响。对于有生育要求的早泄患者，可以采取其他治疗手段，比如心理、行为疗法和局部麻醉药物治疗。

其实在药物或手术治疗出现以前，心理、行为疗法是早泄治疗的唯一方法。心理治疗主要包括性心理教育，告知患者早泄并非严重疾病，是可以治疗的；营造温馨的性生活环境，缓解焦虑紧张；加强伴侣之间的沟通和交流，告知配偶不可责怪、谩骂对方。行为治疗主要包括停止—再刺激方法、"挤捏"技术等。可以先行自我刺激，然后过渡到由伴侣来操作，通过这样的反复训练，逐步改善早泄。还有就是适当增加性生活频率，或者性生活前先行自慰。事实上，早泄的药物治疗虽然是有效的，但是一旦终止治疗，很多患者会恢复到治疗之前的状态。所以，心理与行为治疗应当贯彻早泄治疗的始终，让患者在用药过程中了解自身的变化，获得成功的性生活，进而获得对于性生活的正向的记忆，最终帮助患者克服这些问题。总体来说，心理与行为疗法治疗早泄的近期有效率在 50% ~ 60%。

局部麻醉剂包括利多卡因－丙胺卡因乳膏、SS 乳膏等。使用方法是性生活前半小时将药物涂抹于阴茎头，性生活前戴上安全套或者将药物洗去。不足之处是如果过量使用，会导致阴茎麻木、性快感下降。药物起效慢，使用时需要计算用药时间，性交前要洗去，这样会使性生活中断，影响体验。

总之，对于有生育要求的早泄患者，治疗应以心理与行为治疗、局麻药物治疗为主。目前并没有确凿证据证明抗抑郁药会影响精子质量，但为保险起见，不建议备孕期间使用。如果曾经应用抗抑郁药治疗早泄，应停药 3 个月再行怀孕。

6-9 早泄的手术疗法

张先生已过而立之年，任职于一家私企公司，刚提拔到领导岗位，工作很忙，正所谓事业上春风得意；但是最近一段时间张先生发现自己的性生活时间很短，有严重的早泄现象，影响了夫妻感情生活，性快感也下降得很明显。偶然的情况下他在报纸上看到，某专业男科医院做阴茎背神经选择性阻断术，可以延长性爱时间，提高性快感，手术花费也就1000元左右。张先生觉得，到公立大医院看病要排队，耗时耗力，自己工作忙又没精力；而在这个男科医院，可以一边上班，一边进行治疗。于是，他来到这家民营男科医院，但他的期望并没有因此而美好，反而成了痛苦的开始。

　　随后，张先生做了治疗早泄的"阴茎背神经选择性阻断术"。此后，张先生每天下班都到男科医院进行"系列"后续治疗，治疗项目有中药灌肠、激光疗法、微波治疗等。治疗进行了1个月后，花费已超过两万余元，但是张先生的病情并没有得到好转，反而性功能各方面有所下降。张先生非常焦虑、失望，生怕在妻子面子不能维护男性自尊，无法面对妻子，对性生活产生了恐惧感，这种手术之殇带给他的痛苦也许在很长的一段时间内都不能摆脱。

　　早泄的治疗首先推荐一线药物治疗，同时结合行为训练。目前中华医学会男科学分会、泌尿外科分会指南以及美国、欧洲泌尿外科协会指南并不推荐将手术治疗早泄作为治疗早泄的方法之一，都没有认定此类手术为治疗早泄的"金标准"。

　　所谓的"阴茎背神经阻断术"，其原理是通过手术降低神经传导，使龟头等敏感位置的神经传导受阻，从而有可能延长性生活时间。这种手术在国内开展的时间不是太长，对重度、顽固性早泄有一定效果。但阴茎背神经切除术作为一种有创性的手术方式，需要严格的手术适应证和科学标准，在各种药物治疗无效的情况下，与患者深入沟通后，有资质的医生方可进行手术。这种手术的开展需要更多的国内外循证医学依据来证实手术的安全及其有效性。

早泄手术治疗的误区主要在于阴茎背神经手术在我国部分医疗机构，尤其是某些民营医院的广泛应用。他们没有遵循患者至上的观点，而是受经济利益所驱使，采用了许多不科学、肆意夸大应用范围和疗效的做法，并且采用五花八门的手术噱头，使用看起来非常"高大上"的名称，例如"第二代微创韩式早泄背神经阻滞术、阴茎背神经双绝路止泄术、新一代高倍镜阴茎背神经定位脱敏术、显微镜下高选择性阴茎背神经阻断术、阴茎背神经定位调整微控术"等。使许多患者深受其害，加深了医患之间的矛盾。

一失足成千古恨！为了更好地避免手术带来的痛苦，早泄患者在治疗的同时，一定要向早泄手术说"不"！

第七章

传统医学『化』早泄

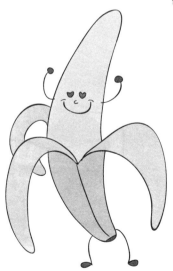

7-1 谈古论今话早泄

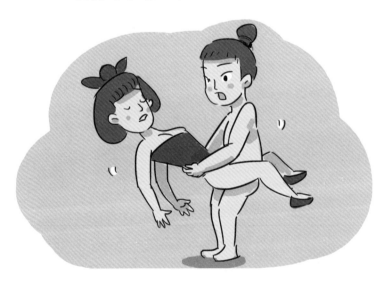

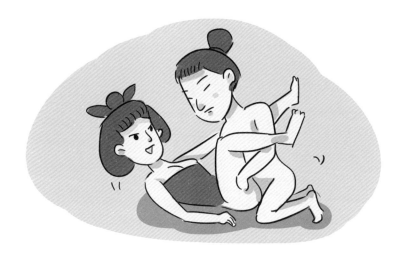

早泄自古以来是男子汉引以为憾的疾病，因此古代许多医家在古典医籍中作了大量的描述并探讨其治疗之法。早在战国至先秦、隋唐时期，就已经有射精过快的文献记载。中国最早的中医理论专著《黄帝内经》就有对早泄表现的描述："恐惧而不解则伤精，精伤则骨酸瘦厥，精时自下。"隋代巢元方的《诸病源候论》认为早泄的病因病机是肾气虚："肾气虚弱，故精溢也。见闻感触则动肾也，肾藏精，今虚弱不能制于精，故因见闻而精溢出也。" 而对"早泄"病名的提出可追溯到《医心方》中引用《玉房秘诀》的记载："溢精者，心意贪爱、阴阳未和而用之，精中道溢。" 意思就是由于阴阳不和造成在性行为中道便行射精。

马王堆汉墓出土的古代房中术医书《天下至道谈》首先提出了"不先女人"的观点，"人人有善者，不先女人。女人有之，善者独能，毋予毋怠，毋作毋疑，必徐以久，必微以持，如已不已，女乃大怡。"意思是说擅行房事者应该让女性愉悦后，这时候才应该射精。"不先女人"的观点为射精时机提供了一个明确的时间标准，这与现代早泄的治疗目的不谋而合。同时《天下至道谈》强调性行为中男性保持不泄是有益于健康的："呜呼慎哉，神明之事，在于所闲。审操玉闲，神明将至。" 马王堆汉墓出土的另一本医书《十问》中记载了固精不射的导引方法："一曰垂肢，直脊，提厉"，意思是垂直四肢，伸直正脊，按摩臀部；"二曰疏股，动阴缩州"，意思是舒展下肢，活动前阴，紧缩肛口；"三曰合睫毋听，翕气以充脑"，意思是闭目养神，充养补脑；"四曰含其五味，饮夫泉英"，就是通过食补来养精生神；"五曰群精皆上，翕其大明"，意思是将各种精气才能皆上聚于脑达到固精不射。

宋代的医家对早泄的认识开始深入，进一步发展了"不先女人"思想，更加重视女性的性享受，并将射精过快视为一种独立的疾病，对其证候、病因和治疗进行了大量探讨，同时在前人的基础上提出了延长射精的办法。《福寿丹书》

提出"盖男子以妇人之乐为乐，妇人既不乐，男子有何乐"的观点，记载了通过中断性交的方法来延长射精时间："初交时，切不可性急，须抱搂着，澄心把定，如不经意，一般待他情动，方可用事。此时妇人如鱼得水，战力不乏，往来不可速，亦不可着体用力，如欲泄，出炉以易其心。"《医心方》则提出通过改变性交体位方法来延长射精："治之法，令女人正卧，屈其两膝夹男，男浅刺纳玉茎寸半，令女子自摇，女精出止，男勿得快。"具体而言就是让女性采用仰卧位，两腿夹住男性的腰身，然后男性将阴茎插入女子阴道内大约一寸半处，这时候让女子自行摇动，待女性获得性高潮后男性才行射精，在此过程中，男子注意动作不应该太快；"若欲卸女取益，而精大动者，疾仰头张目，左右上下视，缩下部，闭气，精自止。"即在感觉快要射精的时候，男性快速地抬头，张开眼睛，观察左右上下，转移注意力，同时闭住呼吸，这样便可以延长射精时间；"凡欲泄精之时，必须候女快，与精一时同泄，男须浅拔，游于琴弦、麦齿之间，阳锋深浅，如孩儿含乳，即闲目内想，舌牲上颈，踢脊引头，张鼻　府，闲口吸气，精便自上。节限多少，莫不由人，十分之中，只得泄二三矣。"意思是男性应该等待女性性高潮时射精，不应该插入太深，如孩儿含乳深度，同时闭上眼睛，将舌头顶住上颌，弯曲腰脊，向上引头，闭口张鼻进行深呼吸，延长射精会有很好的效果。"交接精大动欲出者，急以左手中央两指却抑阴囊后大孔前，壮事抑之，长吐气，并嗽齿数千过，勿闲气也。便施其精，精亦不得出。"就是在快要射精的时候，迅速用左手的食指和中指压迫会阴部，同时长长地吐气，上下叩击牙齿数十次，这样便能抑制过快射精。这与现代医学中早泄治疗的行为疗法具有异曲同工之妙。

字面上的"早泄"一词最早见于明代万全所撰写的《广嗣纪要》："苦男情已至，而女情未动，则精早泄，谓之孤阳。"并认为容易泄精是因为神乱而心气不足："又有交接之时，其精易泄，流而不射，散而不聚，冷而不热者，此神内乱，气不足也。"明代张景岳在《景岳全书》中也将早泄作为一种疾患记载："二曰迟速迟速。乃男女之合机也。迟宜得迟，速宜见速……适逢其会也。"《景岳全书》还着重强调了性高潮时间在和谐性生活中的重要地位，认为"盖精之藏制虽在肾，而精之主宰在心，故精之蓄泄无非听命于心。"揭示了早泄发病与心的关系密不可分。汪绮石所著《理虚元鉴·白浊白淫论》中描述"白淫"的临床表现与早泄表现暗合："初出茎中痛而浓浊如膏，谓之白浊。久之不已、精微弱而薄，痛亦渐减，至后闻淫声，见女色而精下流，清稀而不痛，则谓之白淫也。"　俞桥撰写的《广嗣要语》则把早泄归结为肾精不固："未交易兴，既交易泄，或自遗梦遗，真精不固。"徐春甫所撰写的《古今医统大全》则认为早泄的原因是："元气不足，肾虚阳脱。"明代医学家洪基在其所著《摄生总要》中提出"但觉欲泄，急退玉茎，以右手三指于谷道（肛门）前闸住，把一口气提上丹田，咽气一口，澄心定虑不可动作，少顷将玉茎复振，依前扇鼓；若情动蹲身抽出玉茎如忍大小便状，运气上升，自然不泄矣。"在初次射精感出现时，抽出阴茎，按压会阴，紧缩肛门，像控制急欲排泄大小便时一样上提睾丸，得以控制射精。

　　至清代，有关早泄的论述则是日益增多。如清朝陈士铎的《辨证录·种嗣门》中提到："男子滑精之极，一至妇女之门，即便泄精。"　叶天士在《秘本种子金丹》中更是首次用"鸡精"为早泄命名，以鸡的交媾取象形容交配时间之短暂，并首次明确指出男性包皮与早泄发病的相关性："男子玉茎包皮柔嫩，少一挨，痒不可当，故每次交合，阳精已泄，阴精未流，名曰鸡精。"　叶天士指出判定"鸡精"的标准为"阳精已泄"而"阴精未流"，也就是说男性已经性兴奋射精而女性尚未达到高潮，造成这种现象的原因是男性的阴茎、包皮过于柔嫩，对刺激反应过高，稍微一接近便"痒不可当"而泄精，这与现代医学中阴茎神经敏感性异常导致早泄的观点不谋而合。《秘本种子金丹》记载对于男性因年老体衰的早泄治疗使用赞育丹、蛇床子、地骨皮煎汤熏洗和涂擦外用的治疗方案。王实颖所著《广嗣五种备要》即明确提出射精过快为男性五病之一："男病有五：一、精寒；二、精无力；三、精顽缩；四、精易泄；五、阳瘦弱。"沈金鳌所撰的《杂病源流犀烛·色欲伤源流》中明确描述了早泄的症状并给出了治疗方药，指出早泄是因为阳气虚衰所致："其或阳虚精脱，未交先泄，或乍交即泄，滑流不禁欤，宜芡实丸、锁阳丹"；"心火旺，肾水衰，心有所欲，速于感动，疾于施泄"者用大凤髓丹和金锁思仙丹。至民国，怡养老人的《男女房中秘密医术》中记载治疗早泄之法："当审其何经虚弱而培补之"，对于食补疗效不佳，久治无效的情况，用大蚯蚓十一条加韭菜捣汁、和热酒冲服进行治疗。

7-2 "早泄"自古有之

较之阳痿等性功能障碍疾病，早泄在中医古籍中出现较晚，中医学称"早流""鸡精""阳举易泄，未交即泄，乍交即泄""滑精""见花谢"等。叶天士《秘本种子金丹》说："男子玉茎包皮柔嫩，少一挨，痒不可当，故每次交合，阳精已泄，阴精未流，名曰鸡精。"陈士铎《辨证录·种嗣门》曰"男子滑精之极，一至妇女之门，即便泄精，欲勉强图欢不得，且泄精甚薄，人以为天分之弱也，谁知心肾两虚乎"，强调了滑精日久是造成早泄的病因，心肾两虚是其病机所在。朱丹溪曰："主闭藏者肾也，司疏泄者肝也，二脏皆有相火，而其系上属于心。"中医认为早泄与心、肝、肾关系密切，精液的藏摄疏泄依赖于心、肝、肾等脏腑的共同作用，肾主藏精，肝主疏泄，一藏一泄全在于心所主的神志所系，心火一动，相火随之，则早泄作矣；心神安宁则藏泄有度，心神不宁则精液的藏泄失度，所以早泄其本在肾，其制在肝，其源在心。

关于早泄的中医治疗应当从心、肝、肾等入手，中医治疗早泄主要采用辨证治疗的方法，一般肾气不固证需要温补肾气、固肾涩精，可采用金匮肾气丸或者赞育丹加减；阴虚火旺证需要滋阴降火，采用大补阴丸、知柏地黄丸加减；心脾两虚证需补益心脾，固涩精气，采用补中益气汤加减；心肾不交证需滋水清心安神，采用天王补心丹加减；肝经湿热证需清泻肝经湿热，采用甘露消毒丹加减；肝气郁结证需疏肝解郁，采用柴胡疏肝散、逍遥散加减。

对于原发性早泄的治疗建议采用中西医结合的治疗，继发性的早泄可以单纯采用中药治疗，还可以采用针灸治疗，如针刺气海、关元、中极、肾俞、足三里、三阴交、百会、太溪、行间等穴位。中西医结合治疗早泄能够整体与局部相结合，可以起到提高临床疗效的作用，如早泄患者不仅能达到和维持足够的勃起硬度和时间，还能够提高性欲、增加性快感，此外中西医结合治疗阳痿还能够减少不良反应、延缓疾病进展、提高患者整体健康水平。

7-3 房中术让男人更男人

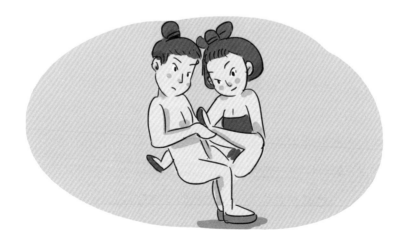

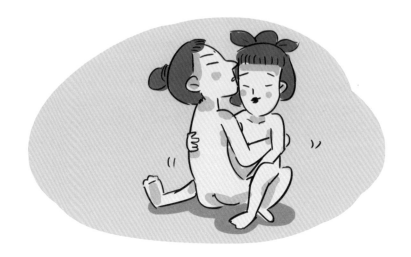

早泄是困扰男性的一种疾病，容易导致男性自信心受到打击，压力大，从而使男人成了工作生活中的"难人"。目前关于早泄的治疗方法很多，并且随着人们对于非药物治疗的关注，使祖国的传统医学越来越受到人们的重视，房中术就是其中重要的一种治疗方式。

房中术又名方术、房中、房室养生或男女合气之术。是古代人研究性生活的宝贵经验总结，是关于如何在性生活中获得乐趣、保健、优生、延年益寿的学问。

房中术最初是作为中国道教的一种修行方式出现的，目的在于通过男女性行为，达到延年益寿的目的。我国古代房中术是世界范围内现存文献中研究最早、最全面、最深刻的房事养生学说，在很大程度上代表了中国古代的性学理论水平，作为中医学的一个分支，是中华民族对古代科学史上的一大贡献。房中术源于先秦神仙方士；盛于秦汉魏晋；宋元之际，房中术逐渐没落衰隐。

先秦时期，人们一般将有关男女性事的文献称之为"阴道"。汉代《汉书·艺文志》所载"房中八家"，将性事称为"房中"，宋代《医心方》中又将之称为"房中术"，后世逐渐将古代医家、道家典籍中有关性方面的内容统称为"房中术"，一直沿用至今。实际上，从现代性医学的角度来看，房中术主要包括了有关性常识、性技巧、性功能障碍的治疗、优生，以及性与气功、养生方面的诸多内容。毋庸讳言，房中术很大程度上代表了中国古代的性医学，现代中医性医学和男科学的发展和房中术存在一脉相承的关系，研究和发掘中国古代房中术的有益内容，对于现代性医学和男科学，尤其对日常性健康的维护大有裨益。

成书于春秋战国时期的《黄帝内经》记录了不少有关性发育、生殖、性养生和性疾病的理论和诊治概要，且曾提及"七损八益"的房中术养生理论。1973年长沙马王堆汉墓出土的"马王堆帛书"，其中的《天下至道谈》中有"七损八益"房中养生术的具体内容，这是对房中术理论的重大贡献。

秦汉魏晋时期的房中术著作，如《素女经》《玉房秘诀》《抱朴子》《洞玄子》等提及男女性事的和谐协调；性生活宜有所节制；并且重点提到对于某些性功能障碍，可通过气功导引或改变体位来予以治疗，还提到对一些性疾患，将气功与药物结合应用，防治结合，以达到壮阳补养，祛病延年的目的。这些性养生和性医学的诊治措施，迄今仍具有指导临床和养生的积极作用。

南朝陶弘景所编著的《养性延命录·御女损益篇》是现存比较详尽系统的房中术著作，这部著作重点论述了"爱惜精液，以求延年益寿"的观点。此外，唐代孙思邈所著的《千金方》中"房中补益篇"专论房室生活，记载了很多宝贵的房中术知识。

宋元之后，由于程朱理学的盛行，儒家正统道德伦理观念的扼制，房中术的发展逐渐式微，自《五代史》《宋史》之后，史志中几乎已难看到房中术著作。明代龚居中所著《福寿丹书》中的"采补篇"和"玄修篇"大量介绍和传承了房中术内容，然而同期大多医家采取将有关性医学的内容以"求嗣"和"养生"的名目寻求发展。

从现代医学的角度来看，房中术对于日常性健康具有一定的指导作用，主要体现在三个方面：即性生活的禁忌、性生活的方法技巧、助性药物。

有关性生活的禁忌，房中术中讲得颇多，总的原则是，无论男女，都不应在恶劣的气候、环境和心情下过性生活。应该说，这种提法符合现代性保健和性卫生科学，不仅能带来良好的性爱质量，还能帮助优生优育。

有关性生活的方法技巧，譬如房中术中最讲究的是性生活时要有前戏，对女方进行性唤起，性爱时间适度，且要等女性性高潮后再结束。这种理论与现代性学中强调充分前戏、控制性爱时间的理论不谋而合。另外，不少房中术理论都强调了性爱时"九浅一深"的技巧，即房事时阴茎插入阴道不宜过深，抽动时应做到徐缓均衡，认为这样能增加房事时的快感，并能避免损伤血脉。这种理论与现代性学中女性高潮点理论和女性性敏感区的认识颇为相似。

综上，房中术主导阴阳平衡，五行相生，并强调摄补与强精，多御与少泄，九浅与一深，养生与练气，四时与五脏，并配合九法，七损八益法，借助性交技巧的修炼使男女性生活和谐，阴阳调和，达到"强壮""长寿"和"怡情"的境界，使男人不难，让男人更男人。

7-4 壮阳药的困惑

——壮阳药易诱发他疾

早泄是严重困扰男性健康的公共卫生问题，对男性的身心健康及家庭的和谐造成了严重的危害，对其治疗具有重要的社会价值。在老百姓的意识中，壮阳药具有不可替代的作用，市场上经常见到所谓"壮阳药"的小广告，药店也可看到琳琅满目的"壮阳药"，门诊也经常见到患者来咨询或反映"壮阳药"的相关情况。那么什么是"壮阳"药呢？是不是得了早泄一定要壮阳呢？要回答这个问题，我们必须要了解壮阳药的由来及哪些人适合壮阳。

壮阳药在古代又被称为春药，但是春药又不仅仅指壮阳药，用于增强性功能、提高性快感的方药，在我国古代都被称为春药。马王堆汉墓中出土的医书中即有这类方药，在这里面对壮阳药总称是"内加"，男用；对壮阴药的总称是"约"，女用。药物分为口服和外用。而在辑录唐代以前房中术内容的《医心方》一书中也有类似的方药，入内服的"秃鸡散"，外用的"令男子阴大方"和"令女玉门小方"等。魏晋时流行服食的"五石散"，也被称为有壮阳的作用，但因对人体的危害太大，唐代以后逐渐无人敢用。明代洪基在《摄生总要》中收录了大量的春药处方，但其功效尚待进一步验证。

那么，哪些人适合壮阳药呢？要回答这个问题，我们先要了解中医肾虚的概念。中医认为"肾为先天之本"，包括很多内容，如"藏精，主骨，生髓，主水，主纳气，开窍于耳，其华在发"。虚者，不足也，主要缘于肾的精气亏损，若禀赋薄弱、劳伤过度、房事不节、手淫过频或大病之后失养，还有现在用脑过度，看电视、玩电脑、玩手机过度等均可损伤肾中精气而致肾虚。

肾虚包括肾阴虚、肾阳虚和肾精虚。肾阴虚，是濡润滋养作用亏损，主要表现是头目眩晕、腰膝酸软、健忘失眠、耳鸣或耳聋等肾阴不足的证候，也可出现阴虚阳亢的潮热盗汗，以及男子遗精、早泄，女则梦交、闭经或崩漏等，舌红少苔、脉细数。肾阳虚，是温煦生化作用不足，主要表现为神疲乏力、腰膝冷痛、形寒肢冷、夜尿频数等肾阳不足的证候，也可出现男子阳痿早泄不育，女子宫寒不孕等生殖能力衰退的病变；肾精虚，表现为性欲减退、勃起功能障碍、早泄、滑精、遗精、早衰脱发、齿摇、健忘恍惚、足痿无力、舌质淡、脉沉细等。

壮阳药具有刚热温燥之性，在临床中主要用于性功能障碍的患者，如性欲低下、阳痿、早泄等疾病，且属于肾阳虚证，确有恢复性欲和性功能的作用。著名中医学家方药中教授认为，壮阳药物应该慎用，主要是针对阳虚患者，多见于五十岁以上之人，或为病久阴损及阳，或继发于其他阳虚病证之后，兼有形寒肢冷、口淡不渴、尿清便溏、脉微迟无力等气虚、阳虚之证，服用壮阳药物可见好转。

对于健康人来说，服用这些药物非但乏效，甚则适得其反，青壮年肆意纵欲，并借服食壮阳药，恣意行房，会致欲火内动，耗伤阴精，出现阴虚火旺之证，如潮热盗汗，口干咽燥，心烦失眠，舌红少苔、脉细数等症。同时，壮阳药的功能为暂时性的，多次反复使用会使性器官处于疲劳状态，生殖器官功能衰退，患者也就越"壮"越"痿"。

　　壮阳药能激发性欲，会使性交过度，易致虚劳早衰，诱发他疾。如若需要可请有经验的中医生，结合患者的具体情况辨证施治，开些强壮补精的药物，合理使用壮阳药，避免以健康的损耗作为代价换取暂时的性快感。要改善性生活质量、增强自己的性能力，最好的方法是学习正确的性知识，掌握正确的性技巧、性生活保健原则，通过科学的性治疗，重新构建正常的性生理反射。所以，早泄的患者不一定需要壮阳。

7-5 男性更年期早泄

男性更年期综合征又称中老年男子部分雄性激素缺乏综合征，是指男性在一定的年龄内（一般认为50～60岁），由于生理功能逐步退化，内分泌功能尤其是性腺功能逐步紊乱或减退而出现一组特定的临床症候群，在性生活方面往往表现为勃起功能障碍（俗称阳痿）、射精过快、性欲减低等。根据瑞典一项调查：勃起功能障碍（阳痿）患者中有45%合并性欲低下，有23%合并早泄。2013年我国流行病学调查发现34%的阳痿患者同时合并有射精过快，同样射精过快患者中患阳痿风险是非射精过快人群的3.8倍，而且阳痿患者为了能正常勃起，往往加强性刺激强度，从而进一步导致射精过快。临床工作中我们发现中老年男性同时存在射精过快和阳痿比例明显较青壮年男性高，所以我们认为射精过快、阳痿是中老年男性更年期患者的主要表现之一，与雄性激素睾酮水平密切相关。

现代医学认为，男性更年期的发生除了与中老年男性的性腺功能下降、体内雄激素水平降低有关之外，疾病、不良生活方式和恶劣生活环境也是不可忽视的重要原因。

（1）雄激素水平下降及雄激素受体异常。随着年龄老化，中老年男性的睾丸分泌功能减退，雄激素水平会出现下降，但是一些中老年患者雄激素水平虽然正常，却也出现了男性更年期综合征的症状，则可能与雄激素受体异常有关。

（2）过度肥胖。中老年男子容易发生肥胖，肥胖男性体内雌激素水平常常升高，雌激素比例增加，从而抑制了雄激素的作用。肥胖患者还常常合并有睡眠呼吸暂停综合征，造成睾丸组织缺氧，进一步导致睾酮水平下降从而引起男性更年期综合征或者加重各种症状。

男性更年期患者除了有早泄、阳痿、性欲下降等症状，还常常伴随潮热、多汗、心悸、焦虑、自我感觉不佳、记忆力减退或抑郁、自卑、失眠、瞌睡、食欲缺乏等。

我们在临床中治疗中老年早泄，尤其需要重视早泄和阳痿的关系，可以先采用伟哥、艾力达等改善勃起功能后，加用性行为疗法及口服必利劲等，往往会取得满意的疗效。

男性更年期综合征根据其临床表现可归于中医的"虚劳、心悸、不寐、郁证"等病范畴。

【早泄的病因与发病机制】

中医学观点

本病以自主神经功能紊乱、精神心理障碍和性功能减退等为主要临床表现，常伴有肾阳虚、肾阴虚或肝郁肾虚等。其主要病因分为以下两个方面。

1. 肝肾阴亏：中医认为维持身体技能的重要物质天癸将要枯竭，肾阴也有所亏损，加之过度操劳，阴阳失去平衡，阴虚内热，出现了更年期综合征。

2. 脾肾阳虚：人体肾阴肾阳俱藏于肾，步入中老年时，阳气不足，或勤于房事，耗伤心血，脾肾阳虚，导致更年期综合征。

中医食疗有较好的效果，建议患者多服用以下食物：

(1) 动物内脏。动物内脏属于中医所说"血肉有情之品"，含有较多的胆固醇，而胆固醇是性激素合成的重要基础和载体。此外,部分动物内脏还含有丰富的性激素等,有利于提高体内雄激素水平,增强性能力。

(2) 含锌食物。锌对于男子生殖系统正常结构和功能的维护具有重要的作用。缺锌常常影响性欲,使性功能减退。含锌量较高的食物主要有牡蛎、贝壳类、牛肉、牛奶、花生、谷类,等等。

(3) 含精氨酸的食物。精氨酸是精子形成的必要成分,常吃富含精氨酸的食物有助于补肾益精。含精氨酸较多的食物有海参、鳝鱼、泥鳅、鲇鱼、蚕蛹等。

(4) 富含维生素的食物。维生素 A、B 族维生素和维生素 C 对于延缓衰老和防止性功能衰退有一定作用,新鲜蔬菜、水果中各种维生素含量较高。

7-6 早泄的药膳

　　早泄是部分男性的暗伤，在某个蠢蠢欲动的夜里触动心底的痛。现如今，市面上治疗早泄的药物琳琅满目，尤其是网络上的各种"神药""神方"大行其道，但却不太靠谱。在热衷于药物治疗的理性回归背景下，药膳食疗将是一个很不错的选择，俗话说"疾病三分治，七分养"，那么早泄的七分养，你知道多少？

　　早泄的食疗大致分两大类，一类是收涩药为主，有收涩固精的功效，主要的药物有：金樱子、芡实、莲子（去芯）、韭菜子、五味子、覆盆子、沙苑子、粳米等；另一类是滋补药，有补虚固摄之功，主要的材料有：仙茅、山萸肉、龙骨、苁蓉、杜仲、海马、巴戟天、鹿茸、鹌鹑、猪腰、羊肉等，具体用法可以煲粥、炖食、泡酒。

一、粥类食疗

具体做法：莲子（去芯），五味子、覆盆子等食材各取10克，加入粳米50克，水500～600毫升，先武火煮至沸腾，改文火煮至粥面见粥油为度，周一至周日早或晚顿服，温服，一般2周为一个疗程，建议长期服用。适合各类体质的早泄患者，其间可以尝试同房，建议1～2次／周。

本药膳的优点：一周七天，无须重复，可以更好地依从。

二、煲汤食疗

具体做法：从山萸肉、苁蓉、杜仲等中选其一（约10克），洗净放入砂锅内，放入洗干净的甲鱼（约250克），盐、蒜、姜、葱依随口味酌情搭配，加入水500～600毫升，放置火上炖煮，待熟烂后调味即成，食肉饮汤。建议每周炖食2～3次，长期食用效果更佳，适合肾虚的早泄患者食用，其间可以尝试同房，建议1～2次／周。

本药膳的优点：寓疗于食，整体改善体质的同时达到治疗疾患的目的。

禁忌：高血压、心脏病、糖尿病患者及重症患者禁服！

三、泡酒食疗

具体做法：苁蓉 50 克、枸杞子 10 克、熟地黄 10 克、金樱子 10 克、冰糖 20 克，用双层纱布袋盛装，用 1000 毫升的 60 度高粱酒浸泡，密封一个月后便可服用。每日晚餐后半小时饮 15 ~ 30 毫升。长期饮用效果更佳，适合各种体质的早泄患者饮用，其间可以尝试同房，建议 1 ~ 2 次／周。

本药膳的优点：操作方便快捷。

禁忌：高血压、心脏病、糖尿病患者及重症患者禁服！酒精过敏者忌饮。

食疗可以辅助早泄的治疗，必要时请及时到正规医院规范治疗。

第八章

早泄杂谈

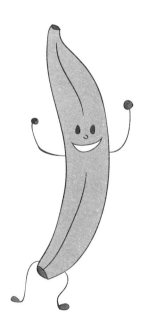

8-1 虚假广告不可信

——早泄的治疗误区

英俊潇洒的小钟最近交了一个漂亮的新女友，感情生活很甜蜜，以前经常手淫，现在终于可以初试云雨了，但烦恼也跟着来了。

因为进行性交时总是早早了事，一分钟不到就缴枪了，让女友十分不满，也让他自己苦恼不已。女友撂下狠话，再不好转就拜拜。小钟心急之下，看到网络上的广告，于是到一家医院寻求"快速根治治疗"的"神医"。那里的医生不由分说先是让他做了一系列检查，然后说他有前列腺炎，包皮过长，基本上所有男科常有的疾病都跟他有关，之后为他进行了阴茎背神经切断术，告知可以让他不再敏感……结果呢？钱花了一大堆，效果完全没有，白白花费了很多时间、精力和大量的金钱，而且在后来的性生活中出现了盲目手术的副作用——勃起硬度不坚的情况。

小钟的情况其实并不少见，关于治疗早泄，很多老百姓想到的很可能是刊登在报纸边角或贴在电线杆上的小广告。这类小广告往往过度夸张早泄的严重性、复杂性，把所谓的各种治疗新技术吹嘘得天花乱坠，然而并没有用。

这里，向大家讲述几种常见的误区：

1. 早泄只是时间问题，性生活时间越长越好。

很多人认为男性性生活时间越长越好，其实不是这样。女性和男性的性周期不同，双方要通过摸索、匹配才可以达到最佳状态。国际上的调查显示，最佳性生活时间平均为7～13分钟。而且，女性的前戏期要求时间较长，而真正的阴道性交时间要求并不太长。所以，成熟的男同胞们注意了，应提高性技巧，增强控制力，比如增加前戏时间也是一门重要的学问，不要过于纠结时间！另外，性交的时间常常受各种因素影响，如情绪、体力、状态等。

2. 切除过长包皮可以治疗早泄。

过去很多人都认为包皮过长会导致早泄。其理论认为，包皮翻开后敏感度慢慢下降，所以切了包皮可以治疗早泄。其实，如果从预防感染、提高卫生状况等角度切除包皮可以，但是现实是，多数规范的研究表明，包皮环切术并不能延长射精时间。

3. 手淫导致早泄。

我们反复强调，手淫无害，是青春期男性正常性需求的一种方式，但这是指合理、健康的手淫。国内外研究都表明，手淫不是早泄的主要原因，所以大家不要背负道德和心理负担，不要因此影响自己的情绪和观念。

4. 早泄可以一"切"了之。

阴茎背神经切断术是目前还存在争议的手术方式。该手术的原理是通过切断部分传导神经冲动的阴茎背神经，达到降低阴茎和龟头的敏感性，提高射精刺激阈值，延长射精潜伏期，从而达到治疗早泄的目的。但是，绝大部分情况下不提倡用阴茎背神经切断术治疗早泄。这是因为切除的神经过多，容易引起龟头麻木、性快感缺失和勃起功能障碍等难治性的并发症。

5. 只信"神药"和"神油"。

的确，用药物治疗早泄多数可以在短时间内达到效果。可以口服药物从中枢角度控制射精，也可以外用药物，如膏剂和喷雾剂等局部控制射精，从而掌控性生活节奏。但是，要长久根治早泄，单单使用药物是不够的。早泄的根本原因是控制射精的能力差，大部分早泄患者，通过药物治疗和性行为训练，可以延长阴道内性交时间。要想稳固地获得疗效，还需要通过行为治疗等来增进疗效，来巩固并形成新的射精习惯，获得"长治久安"。

8-2 克服早泄烦恼，一分预防胜过十分治疗
——如何预防早泄

性是当今社会的一个重要的话题，很多男性都希望自己拥有超群的性能力。但是事与愿违，早泄给很多男性朋友带来了巨大的痛苦，严重的甚至落到妻离子散。早泄这个疾病，是每个男人都不愿意触碰的，但是该病又是最为普遍的男科疾病，使得大部分的男性朋友都不得不面对早泄的困扰。为了减少早泄的发生，男性朋友一定要积极预防，那么如何更好地预防和减少早泄呢？

1. 不要太担心早泄。

每个男人都有可能在一生的性生活当中出现几次射精比较快的情况，不要过于担心，放松心情，这是正常的情绪波动，当你处于高度的兴奋状态或者极度疲劳的状态时，都有可能还没有开始就不得不停止战斗。其实良好的心态和适当的休整就能自然恢复，不要因为担心而造成心理性的早泄。

2. 正确认识性生活。

男性应对性生活有一个正确的认识，了解性交的方法及性反应的过程，不要过度节制，也不要过于频繁。如果可能最好是学习一下行为治疗早泄的原理，有利于射精的控制。

3. 正确认识早期性生活。

有些男人早泄是因为初次性交时心理紧张而没有成功，之后过度担心而造成的。要正确对待初次性交，不是每个男人天生都是那么有活力的，性交也是需要后天的学习，逐步学习和磨合才能让每对夫妻都享受其中的快乐。因此，经历了初次性生活失败的夫妻，要消除不和谐因素，学习配合；女方应关怀、爱抚、鼓励丈夫，尽量避免流露不满情绪，避免给丈夫造成精神压力。

4. 避免过度放纵。

刚才我们提到了很多男性朋友初次性生活时间短，需要不断地学习和磨合才能逐渐延长时间。但是也有很多朋友正好相反，他们开始性生活的时候非常的棒，每每大汗淋漓，感觉飞驰而不能自抑，加上年轻有活力，每日索取而不加节制。这样一方面身体逐渐劳累，肌肉劳损，无法承受；另一方面，身体也具有学习功能，它逐渐地记住射精所需要的条件，会让你射精的时间越来越快，最后无法控制。因此，要避免过多没有节制的性爱。

5. 与妻子建立良好的交流。

性生活是夫妻二人之间的事情，如果你出现了早泄，你的妻子就是你最好的医生，她最了解你，也最能帮助你。

6. 积极治疗可能引起早泄的各种器质性疾病，从根本上避免早泄的发生。

比如有些男性朋友包皮发炎导致龟头过于敏感，也会使他射精过快，需要积极治疗龟头炎。

7. 及早就医。

如果真的不能控制射精的速度，应该屏弃过去封建的旧思想，及早到正规的医院就诊，可以及时纠正早泄，减少早泄的危害。很多男性朋友一出现早泄就怀疑自己肾虚，于是到处购买各种补药，听信江湖游医的谎话，结果钱花费不少，疾病不但没有治好，反而耽误了医治的时间。

8. 注意饮食。

在生活中要多注意饮食，尽量避免辛辣刺激性的食物，多吃新鲜的蔬菜、水果。营养专家指出，男性朋友可以多吃一些壮阳固精的食物，这类食物多含有丰富的锌元素。锌不但可以提高人体的免疫力，还是精液和性激素的重要组成成分。

9. 提高身体素质。

经常性的睡眠不足、过度疲劳、长时间的脑力运动等，都可能成为早泄的发病因素，所以男性朋友们要积极参加体育锻炼，不过度劳累，注意休息。这是减少早泄发生的基础。锻炼身体，合理安排工作，注意饮食结构调整，保持良好的心情，预防各种疾病的产生和发展，特别要预防高血压、冠心病等慢性疾病的发生。具体的运动项目根据个人而定，但强度不宜过高，也不宜过低。像慢跑，游泳，爬山，球类运动，体操，健身房锻炼都是很不错的选择。健康的身体是需要有健康的生活习惯维持的，建好身体这块基石，才有做自己想做的事儿的底气！

8-3 锻炼可以预防早泄吗?

在外人眼中,小王是天之骄子,名校毕业后进了一家世界 500 强的企业,收入高、待遇好,漂亮的爱人去年还给他生了一个大胖小子,可谓家庭幸福,事业有成。但最近小王上班时常精神不集中,屡犯错误,打电话时也经常和妻子吵架。同事都奇怪小王最近到底怎么了? 一次酒后,小王向他最好的朋友袒露了心声:原来为了业务更进一步,小王经常早出晚归,夜晚不是加班就是陪客户应酬喝酒。体质也是一天不如一天,不但白天工作精力不济,夫妻生活也出了问题,经常一分钟就交差了事。初期爱人还能理解,屡次这样以后,夫妻感情也出了问题。小王的朋友听完以后，告诉他这可能是早泄，并建议他到正规医院专科就诊。

医生在了解小王的病情后将其分析为早泄，并告诉他早泄不仅会破坏夫妻二人性生活中的性福，甚至也会葬送了一个家庭的幸福。对于早泄我们要做到预防为主，生活中养成好习惯，保持好心情，可有效防止早泄的发生，降低早泄发生概率。

那么锻炼可以预防早泄吗？通过分析早泄发生的原因，我们发现早泄主要是由于性功能失调和生殖器实质性病变引起的。性功能失调主要是由工作负担或压力过于沉重，精神紧张，或疾病恢复后不久的虚弱状态等造成的，对于这类患者来说，应多做有氧的运动锻炼，如慢跑、跳绳、爬楼梯等，还要注意劳逸结合。运动锻炼除了可增强体质外，还可以缓解身心压力，释放紧张情绪，早泄问题可能随之得到缓解。器质性早泄与慢性前列腺炎等疾病有着密切关系，而这些疾病可能由现代社会人们久坐不动的习惯造成的，经常锻炼可以缓解前列腺炎等疾病的症状，从而有利于预防早泄的发生。另外，体质较弱或纵欲过度的男性，通常情况下其性功能较差，早泄发生的概率也较大。对于这类早泄患者，积极锻炼身体可有效防治早泄，使病情逐渐得到好转。

防治早泄的锻炼可通过性行为疗法锻炼，即通过循序渐进地性刺激，增加机体对性刺激的耐受性，提高射精中枢兴奋的阈值。还可以通过有意识地收缩耻骨尾骨肌来改善早泄。例如当快要射精时，停止刺激的动作，然后用力忍住，等到高潮退去之时，再度刺激。这个动作可以重复几次。刚开始进行时，多少都会失败，但只要掌握窍门后，随时皆可抑制想射精的冲动。

在得到医生专业的建议后，小王打消了疑虑，又鼓起了自信，和爱人充分沟通后，得到爱人的支持和鼓励，同时他自己也积极锻炼身体，注意良好的生活习惯。不久，那个自信的小王又回来了。

8-4 早泄治疗的常见问题

——关于早泄，你有这些问题吗?

早泄是一种非常常见的男科疾病，患有早泄的男性朋友不仅自己承受巨大的心理压力，而且还在自己的女人面前没有面子。他们总是千方百计的寻求治疗，有时候会有病急乱投医，到这家医院治疗一段时间效果不好，又转到另一家医院。那么早泄治疗时好时坏，到底是治疗不对症还是疗程不够呢? 要想知道这个问题的答案，请你先回答以下问题:

1. 你是真正的早泄吗?

早泄是射精造成的性功能障碍，指总是或几乎总是发生在插入阴道以前或插入阴道的 2 分钟以内，完全或几乎完全缺乏控制射精的能力，并造成自身的不良后果，如苦恼、忧虑、挫折感和回避性亲热等。

2. 你去正规医院就诊了吗？

诱发早泄的病因十分复杂。以前由于检测技术有限，一般医院的医生往往只能做前列腺液、B 超常规检查或凭经验诊断病因就开出处方，或者经过所谓高科技类似皮层神经、骶髓神经、海绵体反射、盆底肌功能等专业检测，给你诊断治疗，这些都是不可取的。作为早泄的诊断必须要询问详细病史（包括性生活史、勃起次数、勃起硬度等）和体格检查，通过规范的诊断，找对病因，才能达到有效治疗的目的，所以患者们一定要到正规医院治疗，不要轻易相信虚假广告！

3. 你的治疗规范吗？

首先，我们认为早泄患者的心理辅导是特别重要的一个环节。大多数男性可能刚开始过性生活表现都不好，因为缺乏经验、也不习惯，其中多数人是可以经过一段时间的适应达到正常的。其次，夫妻性生活的教育也很重要。有时，早泄跟妻子也有很大的关系。有些女同志性格保守，怕疼、放不开、扭扭捏捏，这些是造成或加重男性早泄的因素。另外，还有行为治疗包括动－停法、龟头挤压治疗等，要按照周期来做。随着科学的发展，我们发现越来越多的原发性早泄患者是由于5-羟色胺再神经能代谢障碍（调节异常）引起，治疗时主要应用5-羟色胺再摄取抑制剂，它是改善神经效能的药物，可以延长射精时间。近几年有一款专门为早泄而设计的5-羟色胺再摄取抑制剂，学名叫盐酸达泊西汀。这是现在国际上公认的，在安全性和有效性方面很好的药物。它克服了上述抗抑郁药物的缺点，且有针对早泄治疗的适应证，临床使用也合法。如果早泄病程很短，比如就是半年以内出现的，早诊断、早治疗，经过规律服药的话，有50%～60%的患者可能达到治愈。如果病程超过5年以上，再想连根去除，就很难。这时我们要进行终生维持治疗或长期维持治疗。

因此我们需要适当的生活调节，才能有效防止早泄。

（1）锻炼身体，合理安排工作，注意饮食结构调整，保持良好的心情，预防各种疾病的产生和发展，特别要预防高血压、冠心病等慢性疾病的发生。具体的运动项目根据个人而定，但强度不宜过高，也不宜过低。像慢跑，游泳，爬山，球类运动，体操，健身房锻炼都是很不错的选择。

（2）性生活前的情绪对射精的快慢有很大的影响，应该避免忧虑、激动和紧张，要树立信心，配合治疗。由于早泄的病因中心理因素较为重要，比如性生活时心理紧张，生活工作上的压力都能导致早泄。因此，男性早泄的调理首先要有一个平稳的心态，消除负面的心理情绪，树立健康的性心理，保持乐观的态度。良好的心态对疾病的治愈有着积极的作用。

（3）与妻子充分交流。性生活是夫妻二人之间的事情，如果你出现了早泄，你的妻子就是你最好的医生，她最了解你，也最能帮助你。

（4）中老年人不要担心自己的性能力，这种担心对于性生活的影响非常大，常常会导致精神性阳痿。几次早泄并不说明你的性能力有问题，而是由于你没有调整好自己的状态。很多男性朋友对性生活懵懂的认知，亦能引起早泄的发生，因此，男性朋友要加强对性生活的正确认识。

（5）饮食调节：其实，早泄也可以用饮食来调节，早泄的调理方法有哪些？专家指出，男性朋友可以多吃一些壮阳固精的食物，这类食物多含有丰富的锌元素。锌不但可以提高人体的免疫力，还是精液和性激素的重要组成成分，例如韭菜、羊肉、动物的肾脏、海鲜、鱼虾、海带等。

8-5 五脏争功

——是谁让爱更长久？

冬日的午后，阳光洒下来，照得人暖洋洋的。人体里的五个"大佬"——心、肝、脾、肺、肾正坐在一起聊天晒太阳。聊着聊着，话题不知不觉就转到了"爱爱"这件事儿上，它们各自心里都有想法。

首先开口的是"心"："我们五脏一向分工合作，各司其职，按说'爱爱'这件事也应该是这样，但是有一件事情不知各位想过没有？咱们五个，到底是谁在主导'爱爱'，到底是谁让爱更长久呢？"

这话一出，害羞的"肺"小姐当即脸就红了，捧着红彤彤的小脸轻声地说："心老大，您知道这种事情可不归我管，我一向只管气啊、水啊什么的，这种高难度的技术活儿是不归我管的，这个话题还是你们聊吧。"

"哈哈，肺小姐，你不必如此害羞，你跟我共同主导人体气的运动，如果没有您让气降下来，我这肝气怎么能升得上去呢？"直性子的"肝"先生大着嗓门说，"如果我这肝气不能升，那精关就开不了，我就是专门管人体精关开合的老大。所以，想爱得更长久，当然是我们最重要的啦！"

"肝"先生话音还未落，只听一个沉稳的声音说道："肝兄不要着急，精关的开合，主导还是在我，您可别抢了别人的功劳！"众人定睛一看，原来是一袭黑衣的"肾"先生在说话。"众所周知，肾主藏精，如果我不能藏精固精，'爱爱'时很容易稍碰即泄，这样怎么能爱得长久呢？如果肾气坚固，能收藏精气，那肯定是想爱多久爱多久啊！肝兄，你只不过是管理精关的开，我才是管理精关之合的那一个，所以'爱爱'这件事儿，还得听我的！"

听"肾"先生如此一说，大家都点头称是，毕竟肾主生殖，"爱爱"这件事儿，确实与"肾"的关系最密切。

可这"肝"先生哪能这么容易就轻易服输，只见他涨红了脸，坚持辩解道："我虽然管理的只是精关的开，但如果开的时机把握不好，不就早泄了吗？我能坚守精关，让它该开的时候开，自然就能爱得更长久了，怎么可以说我没用呢！"

这边"脾"先生见"肝"先生有些恼了，连忙出来打圆场："肝兄说得也很有道理，虽然肾主藏精，但约束精气的开和关也有我们其他四脏的功劳啊！比如我们脾，对于摄取精气就非常重要，如果脾虚不能摄取，不仅会出现射精过快，甚至还会有遗精、滑精这些现象出现。所以，让爱更长久这件事，虽然肾兄居功甚伟，但也不能忘了我们肝、脾的功劳！"

"肾"先生正准备说什么，却听得"肺"小姐"扑哧"一声笑道："您三位争得天昏地暗，却不知正主还在这儿没说话呢！"一面说着，一面将眼神投向旁边的"心"老大。"肝"先生闻言，暗叫一声"有理！"忍不住大声说道："肺小姐果然是心思缜密，如果心老大不动'心'，我们再费劲也只是'皇帝不急太监急'啊，任我们在这里争破嘴皮，如果心老大不先动心，一切也都是徒劳啊！"

只见"心"老大慢慢悠悠地说："不错，我如果不动心，那就不是爱了。如果人们在两情相悦的时候，心气虚弱，不能克制住心火，只怕心阳本虚，不能制相火，则相火妄动，而精关难固；或者心阴亏虚，虚火不能下助肾水，以"肾"

先生一个人的能力，也于事无补，往往容易出现早泄、遗精等疾病。所以我只听你们说，自己却不多说，就是因为我心只要一动，精气就易遗泄，'爱'是没问题，但想要'爱得长久'可就难了。"

"不错，""肾"先生接着"心"老大的话说道，"如果没有心老大，那就谈不上爱，可是心老大如果心神不定或者虚火扰动，那么又会固摄无权，容易早泄。'肝'先生让精关在合适的时候打开；我和'脾'先生一起主管摄纳精气，让精关在合适的时候关上；我和'肝'先生一开一合，配合无间，就能主管精关开合有度。所以两情相悦之事，主管在心老大，执行在我和肝先生，协调控制在脾先生，我们一起精诚合作，才能让爱更长久啊！"

众人听了纷纷点头称是，都说这年头分工合作才是王道，争功一事，以后还是不要再谈为妙。

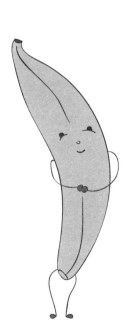

附 录

男科医生致读者的一封信

未曾谋面的读者：

你好！

这是一本科普读物，前面有很多精彩的内容，干货满满，相信作为读者，您一定颇有收获，也解开了很多心头的疑问。而这篇文字，也许更多的是一些感想，作为一名医生想对您说的一些话。我受邀写一篇文字，诚惶诚恐，想来不如给您寄出这封信来的好。

不论是西方还是东方，对于性事，虽然可以偶尔调笑，饭局上也常常荤素搭配，活跃气氛，但人们尤其是男性对于自己的性事往往讳莫如深，是存在于爱人之间的秘密。灵魂与肉体的同步交流才使得情侣成为世间最亲密的名词。那么不论灵魂与肉体的交流哪一个出了状况，相信作为主动的充满雄性特征的一方，都会颇为头疼，这时心里的苦闷，还能与谁说？所以，这些能来到我们面前就诊的人，我们应该为他们的正确选择点赞。这是对自己、伴侣、家庭、社会的负责，作为医生也要竭尽所能，让来寻求帮助的人少走弯路，至少看清自己，解开心结，那么改善的也许不仅仅是眼前的这一人的身体状况。

上述所有这一切本来应该是再自然不过的医患交流，诊疗过程，但是在实际的每一天的诊疗过程中，会遇到形形色色的有一些迷茫困扰的患者，他们会问：为什么我去了这家医院，一去就让我做了这么多治疗，还要让我做手术，做各种花样繁多的治疗呢？面对这些从其他医院走了一圈回来的患者，医生该如何拨开他们心头的迷雾？很多医生会讲，私立医院与民营医院的检查、诊断、治疗不足为信，不足为证，毫无作用；也有很多患者浪费了时间、精力、金钱之后，对于私立医院、民营医院深恶痛绝……

刚才提到的这些忧心忡忡的患者虽然多年以来只增不减，但是却没有被整个社会重视，直到今年，一名叫魏则西的学生点燃了这积聚许久的情绪，一时间对于"莆田系"声讨的声浪淹没了大江南北，那些聚拢着沾染着鲜血的钞票的丑陋形象到了人人喊打的地步。

看到这里，作为读者的您也许会觉得我要向您极力推荐到公立大医院就诊，而对私立民营医院极尽反对。其实我的意愿并非是这样的，凡事都不是绝对的，在不为民众关注的医学界内部的专业学术交流上，主流声音必然会是各大公立大型医院的大师、教授，他们的学术水准引领着学科的发展；而私立民营医院也有一些声音在这些年逐渐发出，一些优秀的医生离开体制，依靠着专业能力和团队支持，创造了自己的一片天地，有些民营医院某些专业的医疗水准并不亚于大型公立医院。这是我们所有医疗圈内人都希望看到的场景，这体现了医生的价值、医学的价值，也是医疗发展的必然之路。

看到这里，您也许反而迷惑了，那么当您有难言之隐，要如何选择就诊呢。我的建议有三点，第一，当地有男科的大型公立医院，是比较稳妥之选；第二，由香港艾力彼医院管理研究中心与香港《医院观察》杂志社联合推出的中国医院竞争力排行榜里的民营医院排行以及《中国医疗管理科学》杂志社、健康界、民营医院管理分会和民营医院装备管理分会联合发起了以"自律、质量、安全、服务"为核心推选出的全国最具价值的民营医院，是比较值得您信赖的民营医院；第三，在好大夫在线、杏仁医生等大型在线医疗网站向国内或省内知名男科专家咨询后选择就诊。

男科学在我国的发展起步虽晚，但正日新月异，大步追赶上了欧美等医疗强国。而男科疾病尤其是早泄的不规范治疗，早泄的民营医院之殇，恰恰是我国医疗改革转型的阵痛，这不仅是医学界、国家、政府需要共同努力面对的，更需要

　　所有人的力量。您对自己的身心健康的负责，对疾病的科学认识、科学诊疗，不仅仅能为自身、家庭带来幸福，更无形中推动了整个国民医疗保健的进步。而我作为一名医生，总是希望您去时要比来时轻快、自然，卸下包袱，拥抱美好人生。

　　此致

祝好

2016 年 10 月